Störungen systemisch behandeln

CARL-AUER

Störungen systemisch behandeln
Band 2

Herausgegeben von
Hans Lieb und Wilhelm Rotthaus

Gerhard Dieter Ruf

Schizophrenien und schizoaffektive Störungen

2014

Reihe »Störungen systemisch behandeln«, Band 2
hrsg. von Hans Lieb und Wilhelm Rotthaus
Umschlaggestaltung: Uwe Göbel
Satz: Heinrich Eiermann
Printed in Germany
Druck und Bindung: Freiburger Graphische Betriebe, www.fgb.de

Erste Auflage, 2014
ISBN 978-3-8497-0044-7

Bibliografische Information der Deutschen Nationalbibliothek:
Die Deutsche Nationalbibliothek verzeichnet diese Publikation
in der Deutschen Nationalbibliografie; detaillierte bibliografische
Daten sind im Internet über http://dnb.d-nb.de abrufbar.

Carl-Auer Verlag GmbH
Vangerowstraße 14
69115 Heidelberg
Tel. 0 62 21-64 38 0
Fax 0 62 21-64 38 22
info@carl-auer.de

Inhalt

Vorwort des Herausgebers

Ursprünglich ein querdenkendes Außenseiterkonzept, hat sich der systemische Ansatz heute in vielen Bereichen der Therapie und der Beratung theoretisch wie praktisch etabliert. Auch Vertreter anderer Schulen bereichert er mittlerweile in ihrer Arbeit. Die Etablierung eines Paradigmas birgt für dieses selbst aber auch Risiken, weil sie stets mit der Verfestigung von Denk- und Handlungsgewohnheiten einhergeht. Die Reihe *Störungen systemisch behandeln* stellt sich vor diesem Hintergrund zwei Herausforderungen: Nichtsystemischen Behandlern und Vertretern anderer Therapierichtungen soll sie komprimiert und praxisorientiert vorstellen, was die systemische Welt im Hinblick auf bestimmte Störungsbilder zu bieten hat. Innerhalb der Systemtherapie steht sie für eine neue Phase im Umgang mit dem Konzept von »Störung« und »Krankheit«.

Historisch gesehen war einer ersten Phase mit erfolgreichen Konzepten zu Krankheitsbildern wie Schizophrenie, Essstörungen, psychosomatischen Krankheiten und affektiven Störungen eine zweite Phase gefolgt, die geprägt war von einem gezielten Verzicht oder einer definitiven Ablehnung aller Formen störungsspezifischer Codierungen. In jüngerer Zeit wenden sich manche Vertreter der systemischen Welt wieder störungsspezifischen Konzepten und Fragen zu – und werden von anderen dafür deutlich attackiert. Diese neue Welle ist bedingt durch die Anerkennung der Systemtherapie als wissenschaftliches Heilverfahren, durch den Antrag auf deren sozialrechtliche Anerkennung und nicht zuletzt dadurch, dass viele im klinischen Sektor systemisch arbeitende Kollegen täglich gezwungen sind, sich zu störungsspezifischen Konzepten zu positionieren.

Die systemische Welt hat hierzu einiges anzubieten. Die Reihe *Störungen systemisch behandeln* will zeigen, dass und wie die Systemtheorie mit traditionellen diagnostischen Kategorien bezeichnete Phänomene ebenso gut und oft besser beschreiben, erklären und mit hoher praktischer Effizienz behandeln kann. Sie verfolgt dabei zwei

Ziele: Zum einen soll systemisch arbeitenden Kollegen das große Spektrum theoretisch fundierter und praktikabler systemischer Lösungen für einzelne Störungen zugänglich gemacht werden – ohne das Risiko, die eigene systemische Identität zu verlieren, im besten Fall sogar mit dem Ergebnis einer gestärkten systemischen Identität. Gleichzeitig soll nicht-systemischen Behandlern und Vertretern anderer Schulen das umfangreiche systemische Material an Erklärungen, Behandlungskonzepten und praktischen Tools zu verschiedenen Störungsbildern auf kompakte und nachvollziehbare Weise vermittelt werden.

Verlag, Herausgeber und Autoren bemühen sich, einerseits eine für alle Bände gleiche Gliederung einzuhalten und andererseits kreativen systemischen Querdenkern die Freiheit des Gestaltens zu lassen.

An die Stelle der Abgrenzung und der Konkurrenz zwischen den verschiedenen Therapieschulen ist heute der Austausch zwischen ihnen getreten. Die Reihe »Symptome systemisch behandeln« versteht sich als ein Beitrag zu diesem Dialog.

Dr. Hans Lieb

Vorwort

Psychosen gelten als die schwersten psychischen Erkrankungen. Die Forschung konzentriert sich bisher im Wesentlichen auf biologische und psychische Veränderungen, während das Leben und die Kommunikation im sozialen Gefüge der Gesellschaft mit den Wechselwirkungen zwischen Umfeld und Individuum nur geringes Interesse finden. Familien und Betroffene sind oft erleichtert, wenn die Krise benannt und eine Diagnose gestellt wird, die jeden von Schuld für die festgestellte Krankheit befreit. Darüber geraten aber allzu leicht die Einflussmöglichkeiten des Betroffenen und seines Umfelds auf die psychische Störung in den Hintergrund. Die Psychose wird als Schicksal gesehen, das quasi vom Himmel fällt. Im Sinne einer sich selbst erfüllenden Prophezeiung versucht man dann nicht mehr, die Psychose »hinter sich zu lassen« und ein normales Leben anzustreben.

Diese psychosozialen Aspekte sind Thema der systemischen Psychiatrie und Therapie. Die Thematisierung solcher Muster in der Therapie kann in vielen Fällen verdeutlichen, wo sich Probleme durch sogenannte zirkuläre Prozesse, das sind Rückkopplungsprozesse, aufrechterhalten. Dann können neue Sichtweisen bisher unbekannte Denk- und Verhaltensoptionen eröffnen, zur Problemlösung verhelfen und Symptome überflüssig werden lassen. Symptome können in manchen Fällen auch als Signale für belastende Lebensformen gesehen werden und eine Veränderung des Lebensstils anmahnen.

Systemische Therapie und Beratung ist eine bewährte und gut evaluierte Methode, die in unterschiedlichen psychotherapeutischen und psychiatrischen Arbeitsfeldern und Kontexten eingesetzt werden kann. Sie ist besonders flexibel bezüglich der Settings und Zeitrahmen (von Schlippe u. Schweitzer 2012, S. 349) und kommt meist mit wenigen, über einen längeren Zeitraum verteilten Sitzungen aus. Häufig werden Sitzungen alle vier Wochen oder in noch längeren Intervallen angesetzt, insgesamt durchschnittlich ca. 10 bis 12 Sitzungen (vgl. Simon, Clement u. Stierlin 2004, S. 303 f.).

Dass auch bei sogenannten »schweren« oder »chronifizierten Krankheiten« oft kleine Impulse in wenigen Sitzungen ausreichen, um Muster zu verstören, die die Störung aufrechterhalten, mag verwundern. Oft wird übersehen, dass schon die Diagnose einer »schweren« psychischen Störung zu einer sich selbst erfüllenden Prophezeiung werden und die befürchtete Chronifizierung fördern kann. Immer wieder berichten mir Patienten, wie die ängstliche Aufmerksamkeitsfokussierung auf einen möglichen »Rückfall« einer psychischen Störung durch Sorgen und eine innere Anspannung eben diesen auch provozieren kann. Hilfreich sind in diesen Fällen die ressourcenorientierte systemische Haltung und (manchmal banal klingende) Interventionen, wenn sie zum problematischen Denk- und Verhaltensmuster eine passende, bessere Lösung darstellen.

Dieses Buch soll spezifische psychische und soziale Muster bei Schizophrenien und schizoaffektiven Störungen verdeutlichen und systemische Therapiemethoden zur Veränderung problematischer Muster zur Verfügung stellen. Der Schwerpunkt liegt auf der ambulanten Behandlung. Bei den Fallbeispielen sind die akuten, meist in der Klinik behandelten Symptome bereits abgeklungen. Die vorgestellten Methoden können jedoch auch im klinischen Kontext Anwendung finden.

Systemische Therapie kann als Einzel-, Paar- oder Familientherapie durchgeführt werden. Weil die meisten Patienten eine Einzeltherapie wünschen, habe ich überwiegend solche Fallbeispiele vorgestellt. Ab und zu wird in meiner Praxis auch eine Kombination von Einzel- und Familientherapie durchgeführt. Eine Indikation zur Familientherapie besteht bei entsprechendem Wunsch des Klienten üblicherweise dann, wenn er in einer Familie lebt oder wenn ein familiäres Thema am besten mit der Familie zusammen bearbeitet werden kann.

Detaillierte Erläuterungen, wie zum Beispiel wissenschaftliche Erklärungen oder therapeutische Interventionen wurden im Text durch *eine kursive Schreibweise* gekennzeichnet. Als ergänzendes Material werden einzelne Interventionen zur jeweils gezielten Anwendung online bereitgestellt.[1]

Beratung und Therapie gehen fließend ineinander über; ich habe im Text nicht streng dazwischen getrennt. Das Gleiche gilt für die Begriffe Klient und Patient. Wegen der besseren Lesbarkeit habe ich auch nicht immer die männliche und weibliche Form aufgeführt; beides soll als austauschbar gelten, sofern aus dem Text nichts anderes hervorgeht.

An dieser Stelle danke ich meiner Frau Ulrike Preuß-Ruf ganz herzlich für ihre Beiträge zur Familientherapie einiger Patienten, für die Durchsicht des Manuskripts und für viele wertvolle Ratschläge. Mein besonderer Dank gilt auch dem Herausgeber der Buchreihe Dr. Hans Lieb für viele hilfreiche Anregungen.

1 www.carl-auer.de/programm/materialien/schizophrenien_und_schizoaffektive_stroerungen

1 Schizophrene, schizoaffektive und verwandte Störungen

1.1 Vom Phänomen zur Diagnose

Kurz nach dem Beginn seiner Berufsausbildung wirkte Herr D. auf seine Umgebung zunehmend angespannt und durcheinander, sodass er vom Ausbildungsbetrieb nach Hause geschickt wurde. Dort zerriss er dann Bücher, berichtete über Ängste vor Verfolgern und griff seine Partnerin verbal aggressiv an.

Das ist die *Beschreibung* eines Phänomens. Es spielt sich vor allem in der Kommunikation ab, also im sozialen System. Sein Verhalten ist nach den gewohnten Regeln der Kommunikation nicht verstehbar. Nach den Äußerungen des Herrn D. ist anzunehmen, dass auch seine Gedanken und Gefühle, das psychische System, wesentlich beteiligt sind. All das wäre ohne sein Nervensystem, das Gehirn, also das biologische System, nicht möglich. In allen drei Systemen wirkt Herr D. etwas anders als andere Menschen.

Für dieses schon seit Menschengedenken existierende Phänomen eines unverständlichen oder »verrückten« Verhaltens wurden im Lauf der Geschichte unterschiedlichen *Erklärungen* entwickelt. In früheren Jahrhunderten wurde es als Hexerei oder Besessenheit interpretiert. Schließlich nahm sich die Medizin dieses Phänomens an und stufte es als psychische Störung oder Krankheit ein, indem sie eine Grenze zog zwischen dem, was als krank definiert wurde, und dem Bereich des Nicht-Kranken. Ende des 19. Jahrhunderts fasste Emil Kraepelin das Störungsbild unter dem Namen »Dementia praecox« (»vorzeitige Verblödung«) zusammen. Der Begriff »Schizophrenie« (»Bewusstseinsspaltung«) wurde Anfang des 20. Jahrhunderts von Eugen Bleuler eingeführt.

Bestrebungen zu einer internationalen Vereinheitlichung von Diagnosekriterien führten zur Entwicklung der *International Classification of Diseases* der Weltgesundheitsorganisation, die immer wieder überarbeitet wird und jetzt mit der ICD-10 in der 10. Version vorliegt (Dilling, Mombour u. Schmidt 1993).[1] In der ICD-10 wird auf den problematischen Begriff der psychischen »Krankheit« verzichtet und stattdessen von »Störung« gesprochen. Damit meint man einen »klinisch erkennbaren Komplex von Symptomen oder Verhaltensauffälligkeiten [...], der [...] mit Belastung und mit Beeinträchtigung von Funktionen verbunden« ist (Dilling, Mombour u. Schmidt 1993, S. 23). Schizophrenie, schizotype und wahnhafte Störungen werden unter der Diagnosenkategorie F2 eingruppiert.

Damit wird in der Psychiatrie der Beobachtungsrahmen auf das Individuum begrenzt und eine Norm von Verhalten und psychischen und biologischen Funktionen postuliert; Abweichungen von dieser Norm begründen dann die psychiatrische Diagnose. In den Begriffen »Krankheit« oder »Störung« sind die *Beschreibung* von Phänomenen (den geäußerten Klagen oder »verrückten« Verhaltensweisen, also den Symptomen) und die *Erklärung* der Entstehung dieser Symptome (die angenommene Funktionsstörung) vermischt. Die Erklärungen für soziale Phänomene werden im psychischen und biologischen System gesucht (vgl. Lieb 2014; Simon 1995).

1.2 Schizophrenie in der ICD-10

Nach der ICD-10 sind *schizophrene Störungen* durch grundlegende und charakteristische Störungen von Denken und Wahrnehmung sowie inadäquate oder verflachte Affektivität gekennzeichnet. Die Symptome werden in Gruppen unterteilt:

1) Gedankenlautwerden, Gedankeneingebung oder Gedankenentzug, Gedankenausbreitung.
2) Kontrollwahn, Beeinflussungswahn, Gefühl des »Gemachten« (z. B. würden bestimmte Handlungen im Fernsehen wegen des Betroffenen gemacht), deutlich bezogen auf Körper- oder

1 Auf die ähnliche, in Amerika favorisierte Diagnosenklassifikation DSM-IV (Saß, Wittchen u. Zaudig 1996) und die Nachfolgeversion DSM-V kann hier aus Platzgründen nicht näher eingegangen werden.

Gliederbewegungen oder bestimmte Gedanken, Tätigkeiten oder Empfindungen (eigene Körperbewegungen oder Gedanken würden von außen gesteuert), Wahnwahrnehmungen.

3) Kommentierende oder dialogische Stimmen, die über den Patienten und sein Verhalten sprechen, oder andere Stimmen, die aus einem Körperteil kommen.
4) Anhaltender, kulturell unangemessener und völlig unrealistischer Wahn, wie der, eine religiöse oder politische Persönlichkeit zu sein, übermenschliche Kräfte und Möglichkeiten zu besitzen (z. B. das Wetter kontrollieren zu können oder im Kontakt mit Außerirdischen zu sein).
5) Anhaltende Halluzinationen jeder Sinnesmodalität, begleitet entweder von flüchtigen oder undeutlich ausgebildeten Wahngedanken ohne deutliche affektive Beteiligung oder begleitet von anhaltenden überwertigen Ideen oder täglich für Wochen oder Monate auftretend.
6) Gedankenabreißen oder Einschiebungen in den Gedankenfluss, was zu Zerfahrenheit, Danebenreden oder Neologismen (Wortneubildungen oder ungewöhnliche Verwendungen eines Wortes) führt.
7) Katatone Symptome wie Erregung, Haltungsstereotypien oder wächserne Biegsamkeit (Flexibilitas cerea), Negativismus, Mutismus (beharrliches Schweigen) und Stupor (Erstarrung mit Fehlen jeglicher körperlicher oder psychischer Aktivität bei wachem Bewusstsein).
8) »Negative« Symptome wie auffällige Apathie, Sprachverarmung, verflachte oder inadäquate Affekte, zumeist mit sozialem Rückzug und verminderter sozialer Leistungsfähigkeit. Diese Symptome dürfen nicht durch eine Depression oder eine neuroleptische Medikation verursacht sein.
9) Eine eindeutige und durchgängige Veränderung bestimmter umfassender Aspekte des Verhaltens der betreffenden Person, die sich in Ziellosigkeit, Trägheit, einer in sich selbst verlorenen Haltung und sozialem Rückzug manifestiert.

Erforderlich für die Diagnose Schizophrenie ist mindestens ein eindeutiges Symptom (zwei oder mehr, wenn weniger eindeutig) der oben genannten Gruppen 1–4 oder mindestens zwei Symptome der Gruppen 5–8. Diese Symptome müssen fast ständig während eines Monats oder länger deutlich vorhanden gewesen sein. Kriterium 9 bezieht sich auf die Schizophrenia simplex (»einfache« Schizophrenie mit symptomarmem Verlauf), als Zeitkriterium wird dabei eine Dauer von mindestens einem Jahr gefordert.

Schizophrenien werden in Abhängigkeit von der vorherrschenden Symptomatik unterteilt in: *paranoide Schizophrenie* (vorherrschende Wahnideen und Halluzinationen), *hebephrene Schizophrenie* (läppisches und verantwortungsloses Verhalten, unpassende Stimmung, Kichern), *katatone Schizophrenie* (psychomotorische Störung, Erregung oder Stupor, d. h. regungslose Starre), *undifferenzierte Schizophrenie* (keiner der vorigen Unterformen zuordenbar), *postschizophrene Depression* (depressive Episode im Anschluss an eine schizophrene Erkrankung), *schizophrenes Residuum* (vorherrschende Negativsymptome mit Antriebsarmut und Affektverflachung), *Schizophrenia simplex* (schleichende Entwicklung von Antriebsarmut und Affektverflachung) und die Ausweichkategorien *andere* oder *nicht näher bezeichnete Schizophrenie*. Diese Unterteilung wird voraussichtlich in der zurzeit in Vorbereitung befindlichen ICD-11 aufgegeben zugunsten einer Spezifizierung der Symptome: *Positivsymptome* (Halluzinationen, Wahnphänomene, Denkzerfahrenheit und bizarres Verhalten), *Negativsymptome* (Sprach- und Affektverarmung, Apathie, Verlust der Lebensfreude), *depressive Symptome* (gedrückte Stimmung, Antriebsarmut), *manische Symptome* (gehobene Stimmung, Antriebssteigerung), *psychomotorische Symptome* (Erregung oder Stupor), *kognitive Beeinträchtigungen* (Gaebel, Zielasek a. Cleveland 2013).

1.3 Die Schizoaffektive Störung in der ICD-10

Die Diagnose *schizoaffektive Störung* sollte nur dann gestellt werden, wenn sowohl eindeutig schizophrene als auch eindeutig affektive

Symptome gleichzeitig oder nur wenige Tage voneinander getrennt während derselben Krankheitsepisode vorhanden sind. Als affektive Symptome gelten depressive Symptome (gedrückte Stimmung, Interessenverlust, Freudlosigkeit und Verminderung des Antriebs) oder manische Symptome (gehobene Stimmung, vermehrter Antrieb, Größenideen). Einige Patienten haben wiederholte schizoaffektive Episoden, entweder mehr manisch oder mehr depressiv oder eine Mischung aus beiden.

Die Diagnose *schizoaffektive Störung, gegenwärtig manisch,* wird gestellt, wenn sowohl schizophrene als auch manische Symptome in derselben Krankheitsepisode auftreten. Die affektive Störung zeigt sich in Form einer gehobenen Stimmung, begleitet von vermehrtem Selbstbewusstsein und Größenideen. Gelegentlich stehen aber auch Erregung und Gereiztheit mit aggressivem Verhalten und Verfolgungsideen im Vordergrund. In beiden Fällen finden sich Antriebssteigerung, Überaktivität, Konzentrationsstörungen und Distanzlosigkeit.

Wenn sowohl schizophrene als auch depressive Symptome während derselben Krankheitsepisode auftreten, wird eine *schizoaffektive Störung, gegenwärtig depressiv,* diagnostiziert. Die depressive Stimmung wird oft begleitet von Verlangsamung, Schlaflosigkeit, Antriebs-, Appetit- oder Gewichtsverlust, Verringerung der Interessen, Konzentrationsstörung, Schuldgefühlen, Gefühlen der Hoffnungslosigkeit und Suizidideen.

Bei einer *gemischten schizoaffektiven Störung* bestehen schizophrene Symptome gemeinsam mit manischen und depressiven Symptomen.

1.4 Verwandte Störungen in der ICD-10

Bei den *anhaltenden wahnhaften Störungen* ist ein lang andauernder Wahn das einzige oder das auffälligste klinische Charakteristikum. *Schizotype Störungen* gehen mit exzentrischem Verhalten und Anomalien des Denkens und der Stimmung einher, die schizophren wirken, obwohl nie eindeutige und charakteristische schizophrene Symptome aufgetreten sind. *Vorübergehende akute psychotische Störungen* dauern nur Tage oder höchstens bis zu drei Monaten und sind durch (einzelne oder wenige) schizophrene Symptome charakterisiert, ohne die Diagnosekriterien für Schizophrenie zu erfüllen.

Ich werde mich im Folgenden auf die häufigeren und am besten erforschten Schizophrenien und schizoaffektiven Störungen konzentrieren. Beobachtete Muster und therapeutische Empfehlungen sind im Wesentlichen auch auf die anderen diagnostischen Untergruppen übertragbar.

1.5 Differenzialdiagnose

Differenzialdiagnostisch müssen organische psychische Störungen ausgeschlossen werden, die als Folge einer Schädigung des Gehirns oder einer körperlichen Krankheit auftreten und ähnliche Symptome aufweisen können. Außerdem muss an psychische Störungen durch psychotrope Substanzen gedacht werden, z. B. durch Drogen ausgelöste Wahnideen oder Wahrnehmungsstörungen.

1.6 Epidemiologie und Verlauf

Die Lebenszeitprävalenz von Schizophrenie, d. h. die Anzahl der Menschen im Verhältnis zur Bevölkerung, bei denen im Lauf ihres Lebens irgendwann diese Diagnose gestellt wird, liegt weltweit etwa gleich in der Größenordnung von 0,5–1,0 % (Möller, Schaub u. Riedel 2011). Zur Häufigkeit schizoaffektiver Psychosen liegen keine genauen Daten vor; in stationären Kollektiven wird die Diagnose bei ca. 24–30 % der psychotischen Störungen (ICD-10 F2) gestellt (Marneros 2011).

Schizophrenien gehen zu 60 % in ein Residualsyndrom über; nur 7 % der Patienten bleiben langfristig ohne persistierende Symptome, 10–15 % sterben durch Suizid (Möller, Schaub und Riedel 2011). Der Langzeitausgang ist bei schizoaffektiven Störungen günstiger als bei Schizophrenien; fast 80 % der schizoaffektiven Patienten, aber nur 41 % der schizophrenen Patienten, behalten nach Jahren ihre Autarkie; ein sozialer Abstieg findet bei ca. 70 % der schizophrenen und 23 % der schizoaffektiven Patienten statt; 12 % der schizoaffektiven Patienten sterben durch Suizid (Marneros 2011).

2 Klassische Konzepte zu Psychosen

2.1 Historische Erklärungsmodelle

In der historischen Entwicklung (vgl. zum Folgenden Mora 1990; Shorter 1997; Hoff u. Hinterhuber 2011) findet man eine Vielzahl von Erklärungen für psychische Störungen. Im präkolumbianischen Amerika, in früheren Kulturen des östlichen Mittelmeers oder in Afrika sah man Geisteskrankheiten als gottgesandt an. In der frühen jüdischen Kultur wurden psychische Störungen als Folge göttlichen Ratschlusses oder als Bestrafung für Liederlichkeit und verbotene sexuelle Beziehungen betrachtet. Ein biologisches Modell entwickelte Hippokrates im antiken Griechenland; er nahm ein gestörtes Gleichgewicht zwischen den vier Körpersäften als Ursache von Krankheiten an; die therapeutischen Empfehlungen waren ebenfalls stark somatisch ausgerichtet, wie zum Beispiel Aderlass, Abführmittel oder Diätvorschriften. Die Theorie des Aristoteles, die schwarze Galle (griechisch: *μελαγχολία* = melag-cholía, Schwarzgalligkeit) wovon das Wort Melancholie abgeleitet ist) sei für Wahn und Halluzinationen verantwortlich, hielt sich durch das Mittelalter hindurch bis zur Zeit der Renaissance. Im 18. Jahrhundert glaubte man, dass Irrsein durch eine Überreizung der Nerven hervorgerufen werde. Betroffenen wurde auch Böswilligkeit und Hexerei unterstellt; sie wurden in Ketten gelegt oder als Hexen verbrannt. Es stellte einen Fortschritt dar, als sich die Medizin dieser Menschen annahm, ihnen eine Krankenrolle zubilligte und sie von Verantwortung für ihr Handeln entlastete (Kraepelin 1917).

2.2 Das psychiatrische Störungsmodell und klassische Therapieformen

2.2.1 Das psychiatrische Krankheitsmodell

Seit die Medizin psychische Störungen als Krankheiten einstufte, fokussierte die psychiatrische Forschung auf die Untersuchung von organischen oder psychischen Defiziten und entwickelte Krankheitstheorien, bei denen Funktionsdefizite als Erklärung der psychischen Störung im Mittelpunkt stehen. Insbesondere die dominierende biologische Forschung sucht unter der Annahme einer linearen Kausalität nach neurobiologischen Ursachen psychischer Störungen.

So sucht man nach fixen Kombinationen von Genen und psychiatrischen Symptomen und nennt diese Endophänotypen. »Endophänotypen gehen [...] von der Annahme aus, dass psychische Störungen nicht nur neurobiologische Korrelate aufweisen, sondern neurobiologisch bedingt bzw. verursacht sind« (Zobel u. Maier 2004).

Meistens wird in der heutigen Psychiatrie allerdings (ebenfalls im Sinne linearer Kausalität) von einer Erkrankung mit »multifaktorieller Ätiopathogenese« ausgegangen, d. h. viele Faktoren spielen bei der Ursache und Entstehung der Störung eine Rolle (vgl. Möller, Schaub u. Riedel 2011). Genetische Faktoren, eine pränatale Infektion, Geburtskomplikationen oder Ernährungsprobleme führen zu einer Entwicklungsstörung des Nervensystems mit neurophysiologischen oder biochemischen Besonderheiten und damit zu einer besonderen Vulnerabilität, d. h. Verletzlichkeit (Vulnerabilitäts-Stress-Modell; Zubin a. Spring 1977). Kommen dann psychosoziale Stressoren oder Drogenkonsum hinzu, wird die manifeste Erkrankung ausgelöst. Das Vulnerabilitäts-Stress-Modell wurde ursprünglich für Schizophrenien entwickelt, wird zwischenzeitlich aber auch bei anderen psychischen Störungen angewendet.[2]

Genetische Untersuchungen bei Schizophrenen fanden in Zwillingsstudien bei eineiigen Zwillingen eine Konkordanzrate von 44,3 %, bei zweieiigen Zwillingen von 12,1 % (Möller, Schaub u. Riedel 2011, S 218). Bestimmte Genorte sind potenziell mit Schizophrenie assoziiert: unter anderem das Dysbindin-Gen auf Chromosom 6p, das Neuregulin-1-Gen auf Chromosom 8p und ein

2 Aus Sicht der modernen Systemtheorie kann ein Element (Gene oder Neurotransmitter) des biologischen Systems prinzipiell nicht Ursache einer Veränderung des psychischen oder sozialen Systems sein. Man kann allenfalls Korrelationen feststellen, die mit Irritationen eines Systems durch ein anderes System zusammenhängen. Nach dem Autopoiesekonzept organisiert sich nach solchen Irritationen jedes System nach seinen eigenen internen Gesetzen.

Genort auf Chromosom 13q (Möller, Schaub u. Riedel 2011, S. 219). Problematische und belastende Familienverhältnisse in Adoptionsfamilien erhöhen allerdings signifikant die Manifestationswahrscheinlichkeit einer Schizophrenie bei entsprechender genetischer Disposition (Tienari et al. 2004).

An der Genese schizophrener Störungen scheint auch die Embryonalentwicklung beteiligt zu sein, z. B. die Wirkung der Zytokine bei der Reifung und Differenzierung von Zellen (Schuld, Hinze-Selch u. Pollmächer 2004), wie auch die der Cadherine beim physikalischen Zusammenhalt der Zellen im Gewebeverband und bei der wechselseitigen Zellerkennung während der Embryonalentwicklung (Groß et al. 2003).

Die Hirnventrikel und die äußeren Liquorräume sind häufig erweitert, während Frontalhirn, Temporallappen, Hippocampus und Kleinhirn verkleinert sind; allerdings konnte ein eindeutiger Zusammenhang zwischen hirnmorphologischen Parametern und klinischer Symptomatik nicht gesichert werden. Die Reizfilterfunktion des Thalamus scheint gestört zu sein mit der Folge einer Reizüberflutung des Gehirns (Möller, Schaub u. Riedel 2011, S. 221 ff.). Der Balken als Verbindung zwischen den Großhirnhemisphären ist sowohl funktionsgestört als auch verkleinert; Funktionsstörungen des Balkens können zu neuropsychologischen Defiziten beitragen (Richthofen et al. 2003).

Neurophysiologisch wurden Veränderungen der ereigniskorrelierten, akustisch evozierten Potenziale mit einer gestörten frühen Informationsverarbeitung in Zusammenhang gesetzt (Rosburg, Kreitschmann-Andermahr u. Sauer 2004). Diese Veränderungen weisen auf eine verminderte Aufmerksamkeit bei Schizophrenen hin.

Im biochemischen Bereich postulierte die Dopamin-Hypothese eine Überfunktion der dopaminergen Transmission im zentralen Nervensystem, während neuere Vorstellungen von einem mesolimbisch-mesokortikalen Ungleichgewicht ausgehen mit frontaler dopaminerger Hypoaktivität und mesolimbischer dopaminerger Hyperaktivität. Die Glutamathypothese geht von einer Unterfunktion des glutamatergen Systems aus (Möller, Schaub u. Riedel 2011, S. 223 ff.).

Bei schizoaffektiven Patienten sind die biologischen Befunde zum Teil ähnlich wie bei Schizophrenen, zum Teil wie bei Patienten mit affektiven Psychosen (Manie, Depression oder bipolare Störung) (Marneros 1995).

Psychosoziale Faktoren spielen ebenfalls eine Rolle (vgl. Möller, Schaub u. Riedel 2011). In den unteren sozialen Schichten besteht ein höheres Erkrankungsrisiko als in den oberen Schichten. Das Expressed-Emotion-Konzept (Vaughn a. Leff 1976) bezieht sich nicht auf die Erstmanifestation der Schizophrenie, sondern auf Rezidive. Mit Expressed Emotion wird das Ausmaß kritischer Bemerkungen oder überprotektiver Einstellung der Familienmitglieder zum Patienten bezeichnet. Ein hohes Maß an Expressed Emotion in der Familie gegenüber dem Patienten erhöht das Rezidivrisiko deutlich. Ein erhöhtes Rezidivrisiko korreliert auch mit der Anzahl belastender Lebensereignisse (Möller, Schaub u. Riedel 2011, S. 229 f.).

2.2.2 Psychiatrische Therapieformen

Im Vordergrund der klassischen psychiatrischen Therapie der Schizophrenien und schizoaffektiven Störungen (vgl. Möller, Schaub u. Riedel 2011) steht die Behandlung mit *Psychopharmaka,* speziell mit der Gruppe der Neuroleptika. Neuroleptika wirken antipsychotisch und verringern die Rezidivhäufigkeit schizophrener Psychosen.

Der Wirkmechanismus der Neuroleptika besteht im Wesentlichen in einer Blockade postsynaptischer D2-Rezeptoren. Diese Rezeptoren empfangen die Information zwischen den Nervenzellen, die durch den Botenstoff Dopamin vermittelt wird. Bei einer Blockade der D2-Rezeptoren wird die Wirkung von Dopamin vermindert.

Im Fall einer depressiven Symptomatik können zusätzlich Antidepressiva gegeben werden. Eine mindestens einjährige Rezidivprophylaxe wird nach der Erstmanifestation einer schizophrenen Psychose empfohlen, nach mehreren psychotischen Episoden über einen Zeitraum von fünf Jahren und mehr. Bei schizoaffektiven Psychosen werden bei manischen Symptomen Neuroleptika, bei einer depressiven Symptomatik zusätzlich Antidepressiva eingesetzt; längerfristig kann eine Rezidivprophylaxe mit Lithium, Valproat, Carbamazepin oder Lamotrigin wirksam sein (Marneros 2011).

Eine *Elektrokonvulsionstherapie* (Kasper, Baghai u. Padberg

2011) wird durchgeführt, wenn schwere psychotische Symptome auf alle medikamentösen Maßnahmen nicht ansprechen. Dabei wird sechs bis zwölf Mal mit einer Frequenz von zwei bis drei Mal wöchentlich in Kurznarkose ein epileptischer Anfall ausgelöst durch Applikation von Strom über am Kopf angelegte Elektroden. Ein günstiger Effekt kann erreicht werden bei 60 % der schizophrenen Patienten, die gegen eine Neuroleptikabehandlung resistent sind. Der Einsatz dieser Methode ist umstritten. Aus Sicht der Systemtheorie setzt die Elektrokonvulsionstherapie im biologischen System an und kann das psychische System nur irritieren. Sie ist damit per se weder positiv noch negativ zu bewerten.

Durch die Elektrokonvulsionstherapie kommt es zu Veränderungen der serotonergen, adrenergen, dopaminergen, cholinergen, GABAergen und glutamatergen Neurotransmission.

Soziotherapie (vgl. Möller, Schaub u. Riedel 2011) wird meist von Sozialpsychiatrischen Diensten angeboten, um soziale Behinderungen zu reduzieren oder zu vermeiden. Milieugestaltung umfasst Tagesstrukturierung und Anregung zu Aktivitäten und Freizeitgestaltung. Beschäftigungstherapie dient zu Ablenkung von krankheitsbezogenen Gedankengängen, Förderung kreativer Fertigkeiten, Übung kognitiver Fähigkeiten, Verbesserung der Kommunikationsfähigkeit, Antriebsförderung, Stärkung des Selbstvertrauens und Training von Ausdauer und Durchhaltevermögen. Arbeitstherapie soll durch arbeitsbezogene Übungsmaßnahmen auf eine Tätigkeit im Erwerbsleben vorbereiten.

2.3 Anthropologische Erklärungsmodelle und Interventionsansätze

Anthropologisch orientierte Modelle erlangen zunehmende Bedeutung. Sie befassen sich mit dem Wesen des Menschen und dem subjektiven Erleben der Betroffenen und finden Anwendung sowohl bei Schizophrenien als auch bei schizoaffektiven Störungen. Nach dem anthropologischen Verständnis ist die Möglichkeit, psychotisch zu werden, in jedem Menschen angelegt. »Dünnhäutige Menschen«

haben ein höheres Risiko, in kritischen Lebensphasen von Konflikten gebeutelt zu werden. In der dadurch ausgelösten Psychose herrschen dann die menschlichen Grundkonflikte als grundlegende Themen vor (Bock u. Naber 2004, S. 234 f.).

Schmidt-Degenhard und Feldmann (2003, S. 17) beschreiben psychotisches Erleben nicht einfach als Defizienzphänomen. Sie sehen darin »auch Möglichkeiten menschlicher Existenz, deren sprachlicher und verhaltensmäßiger Ausdruck zum Aufspüren verborgener *Sinnstrukturen* […] zu motivieren vermag« (Hervorhebungen im Original). Ziel kann dann sein, mit dem Patienten zusammen ein Sinnverständnis des Psychotischen zu erarbeiten, das er in sein Leben zu integrieren lernt.

In den Psychoseseminaren treffen sich Psychose-Erfahrene, Angehörige und Therapeuten auf neutralem Boden und bemühen sich um einen gleichberechtigten Diskurs. Es herrscht ein anthropologisches Verständnis von psychischen Störungen vor. Das Schwergewicht liegt auf dem subjektiven Erleben der Beteiligten. Diese Bewegung wird als »Antistigmakampagne von unten« (Bock u. Buck 2002) gesehen.

Einen Paradigmenwechsel hin zu einer anthropologischen Psychiatrie (Bock, Dörner u. Naber 2004) fordert auch das Recovery-Konzept. Mit Recovery ist die »Entwicklung aus den Beschränkungen der Patientenrolle hin zu einem selbstbestimmten sinnerfüllten Leben« (Amering u. Schmolke 2007, S. 11) gemeint. Die Behandlung soll Betroffenen helfen, eigene Entscheidungen zu treffen und Ziele zu entwickeln. Dabei steht der Begriff Empowerment für die »Zurückgewinnung von Einflussmöglichkeiten Betroffener auf ihr eigenes Leben« (Knuf, Osterfeld u. Seibert 2007, S. 7). Die subjektorientierte Sozialpsychiatrie strebt eine Anteil nehmende Beziehungsgestaltung und Begegnung mit dem psychisch Kranken unter Einbeziehung seines sozialen Umfelds an (Haselmann 2008).

2.4 Verhaltenstherapeutische Erklärungsmodelle und Interventionsansätze

Verhaltenstherapeutische Erklärungsmodelle (vgl. Weisbrod u. Mundt 2000; Hahlweg 2002; Klingberg 2006) basieren auf dem Vulnerabilitäts-Stress-Modell (Zubin a. Spring 1977) und der Lerntheorie und gehen davon aus, »dass Kinder, die später an einer Schizophrenie erkranken, irrationale Reaktionen und Denkstile von ihren Eltern imitieren« (Weisbrod u. Mundt 2000, S. 444). Die für Schizophrenien entwickelten Modelle können in Abhängigkeit von der vorherrschenden Symptomatik auch bei schizoaffektiven Störungen angewendet werden.

Die verhaltenstherapeutischen Interventionen zielen darauf ab, Stressoren zu reduzieren. Es werden Verhaltensweisen erarbeitet zur Vermeidung oder Bewältigung belastender Situationen. Bei der Psychoedukation wird das medizinische Krankheitsmodell in Gruppenprogrammen vermittelt und an der Verbesserung der Medikamentencompliance, der Erkennung von Frühwarnzeichen und der Verbesserung der Selbsteffektivität der Patienten gearbeitet. Bei vorherrschender Negativsymptomatik mit kognitiven Defiziten werden Aufmerksamkeit, Merkfähigkeit und Gedächtnis geübt und soziale Kompetenzen verbessert mit einem Training von Wahrnehmung, Einschätzung sozialer Situationen, Selbstsicherheit, Kommunikation und Problemlösestrategien. Sozial inakzeptables Verhalten wird einer Bedingungsanalyse unterzogen, indem die auslösenden und aufrechterhaltenden Bedingungen des problematischen Verhaltens gemeinsam mit dem Patienten erarbeitet werden. Positive Veränderungen werden positiv verstärkt. Ein Tokensystem umfasst individuell erarbeitete Belohnungen (z. B. Ausgang), die man durch nichtpsychotisches Verhalten erwerben oder durch symptomatisches Verhalten verlieren kann.

Um die Häufigkeit von Halluzinationen zu reduzieren, werden auslösende Situationen analysiert. Man kann mit dem Patienten eine Evidenz dafür erarbeiten, dass die Halluzinationen nicht aus einer realen Wahrnehmung, sondern als Folge einer krankheitsbedingten

Beeinträchtigung des kognitiven Systems entstehen. Distraktionsstrategien verhelfen zur Ablenkung. Darüber hinaus kann die Reduktion von Halluzinationen belohnt werden.

Wahnerleben wird auf dysfunktionelle Grundannahmen zurückgeführt, wie z. B. »die eigene Person ist außerordentlich gefährdet, Schaden oder Verletzung zu erleiden; die eigene Person ist hochgradig anfällig, die Selbstkontrolle zu verlieren; die eigene Person ist vom Schicksal dazu verurteilt, sozial isoliert zu sein; mit der eigenen Person stimmt etwas ganz grundsätzlich nicht; es gelten unerbittliche Standards zur Bewertung von Leistungen« (Klingberg 2006, S. 220 f.). Unter funktionellen Aspekten kann Wahn als Vermeidungsverhalten analysiert werden, wenn z. B. Betroffene in ihrem sozialen Umfeld keine Rückmeldungen zur Realitätsüberprüfung einholen. In der Therapie wird Evidenz für und gegen die wahnhaften Überzeugungen gesammelt.

Die verhaltenstherapeutische Familientherapie stützt sich auf eine Diagnostik der beteiligten Familienmitglieder und umfasst ein gezieltes Training von Kommunikationsfertigkeiten und das Einüben effektiver Problemlösestrategien; es wird empfohlen, zumindest einen Teil der Sitzungen im Haushalt der Familie durchzuführen, damit der Therapeut die häusliche Umgebung der Familie kennenlernt und die Familie das Gelernte besser auf die häusliche Umgebung übertragen kann. Anfangs wöchentlich, später in größeren Abständen, werden etwa 25 Sitzungen durchgeführt, über ungefähr zwei Jahre verteilt (Hahlweg 2002).

2.5 Psychodynamische Erklärungsmodelle und Interventionsansätze

Verschiedene psychoanalytische Psychosenmodelle (vgl. Schwarz 2012; Weisbrod u. Mundt 2000) betonen den Mangel an Ich-Grenzen mit fehlerhafter Realitätsprüfung. Der Ansatz von Melanie Klein sieht in der Psychose eine Regression auf eine paranoid-schizoide Position frühkindlicher Entwicklung. Man geht davon aus, dass produktive psychotische Symptome eine stabilisierende Funktion haben, wenn in der Psychose der Außenkontakt verloren geht. Der »Gegensatz zwischen der Aufrechterhaltung der Selbstidentität einerseits und der Vereinigung und Bindung (bis zu einer fusionellen Verschmelzung) mit dem Objekt andrerseits« (Mentzos 2002) wird als zentrales Dilemma gesehen. Schizophrene Symptome stellen Kompromisslösungen dar. Zum Beispiel kann ein Verfolgungswahn sowohl inneren Rückzug bieten als auch im Wahnerleben eine gewisse Bindung und Vereinigung mit dem Objekt ermöglichen.

Bei schizoaffektiven Psychosen wird angenommen, dass Betroffene in ihrem Lebenslauf das erste Dilemma »Identität versus Fusion« leidlich überwinden oder kompensieren konnten. Sie leiden aber unter dem zweiten Dilemma »zwischen einer absolut vom Objekt unabhängigen Selbstwertigkeit einerseits und einer vom Objekt absolut abhängigen Selbstwertigkeit andererseits« (Mentzos 2002), sodass sich Symptome einer affektiven Störung (Depression oder Manie) entwickeln, in deren Verlauf das erste Dilemma, das bisher kompensiert war, aktiviert wird; dann werden auch schizophrene Symptome, wie Wahn, zur Kompensation eingesetzt.

Es ist Ziel der psychodynamischen Psychotherapie psychotischer Störungen, die Lebensgeschichte des Patienten mit seiner psychotischen Erkrankung in Verbindung zu bringen (Schwarz 2012). Nach einer abgelaufenen Psychose soll die Therapie helfen, die belastende Erfahrung zu verarbeiten, die durch die Psychose gestörte Kohärenz des Selbst und der Identität zu verbessern und ein gesünderes Selbsterleben zu erreichen. Die psychotischen Symptome sollen nicht gedeutet, sondern zunehmend überflüssig gemacht werden durch neue Beziehungserfahrungen des Patienten innerhalb der Therapie. Dazu wird eine intensive analytische Langzeitbehandlung als geeignet angesehen, wobei eine spezielle Modifizierung die großen Unterschiede im Struktur- und Funktionsniveau des Patienten berücksichtigt und mit einer besonderen Flexibilität auf den raschen Wechsel zwischen relativ gesunden und schwer regressiven Zuständen eingeht. In der analytischen Gruppentherapie wird versucht, schwer verständliche psychotische Mitteilungen in einen sinnvollen Gesamtzusammenhang zu bringen. Ziel einer psychoanalytischen Familientherapie ist die Bearbeitung konflikthafter Beziehungen.

3 Psychosen aus Sicht der Systemtherapie

3.1 Psychosen aus Sicht der früheren Systemtherapie (Kybernetik erster Ordnung[3])

3.1.1 Erforschung der Kommunikation in Familien mit einem schizophrenen Mitglied

In der frühen systemischen Ära ab etwa den 50er-Jahren des 20. Jahrhunderts wandte sich eine psychodynamisch orientierte Forschungsrichtung den zwischenmenschlichen Beziehungen zwischen dem Kind (dem späteren Patienten) und seinen Eltern zu. Man ging von der Hypothese aus, dass Schizophrenie durch schlechte Behandlung von Kindern durch ihre Eltern entsteht (Foudrain 1984). Frieda Fromm-Reichmann prägte den Begriff »schizophrenogene Mutter« (Stierlin 2003, S. 131). Viele Eltern Schizophrener bekamen den Eindruck, ihnen werde Schuld an der Erkrankung ihrer Kinder zugeschrieben, und liefen Sturm gegen die psychosoziale Forschung im Psychosenbereich (Stierlin 2003, S. 144). Watzlawick, Beavin und Jackson (1967, S. 73 ff.) interpretierten die Kommunikationsverweigerung Schizophrener als besondere Kommunikationsform, die dazu dient, Verantwortung für eine Stellungnahme zu vermeiden. Zur Beschreibung sozialer Prozesse wurde die Kybernetik als Wissenschaft der Steuerung und Regelung verwendet. Die in dieser Zeit vorherrschende *Kybernetik erster Ordnung* ging von objektiv beschreibbaren Merkmalen und Prozessen sozialer Systeme aus.

3 Kybernetik ist die Wissenschaft der Steuerung und Regelung. Die Kybernetik erster Ordnung strebt objektive Aussagen über Systeme und ihr Verhalten an, während die Kybernetik zweiter Ordnung als »Kybernetik der Kybernetik« das System beobachtet, das aus dem beobachteten System und dem Beobachter besteht (Simon, Clement u. Stierlin 2004, S. 196 f.).

3.1.2 Die Doublebind-Theorie

Gregory Bateson sah mit seiner *Doublebind-Hypothese* (Bateson et al. 1984) die Psychose zum Teil als Versuch, mit Doublebind-Situationen (Doppelbindungen) fertig zu werden. Doppelbindungen sind allerdings nicht für Schizophrenie spezifisch und treten in vielen Kommunikationskontexten auf, z. B. im Humor oder in der Kunst.

Mit Doublebind ist eine Doppelbotschaft widersprüchlicher Mitteilungen gemeint, die dem Individuum in einer engen und lebenswichtigen Beziehung (wie der Familie) übermittelt werden, wo sich der Adressat nicht kritisch damit auseinandersetzen kann[4]. Der Empfänger der Botschaft wird verwirrt, weil meist gleichzeitig auf verbaler und nonverbaler Ebene sich widersprechende Botschaften übermittelt werden; es lässt sich nicht entscheiden, welche der Botschaften richtig oder falsch ist; das Problem wäre nur durch Metakommunikation zu lösen, aber diese ist im vorliegenden Fall unmöglich oder verboten. Schizophrene haben Schwierigkeiten, die einzelnen Botschaften den verschiedenen Kommunikationsebenen (Inhaltsebene, Beziehungsebene, Ich-Aussage) zuzuordnen.

Notwendig für eine Doublebind-Situation sind nach Bateson: 1. zwei oder mehr Personen, 2. eine wiederholte Erfahrung, 3. ein primär negatives Gebot, 4. ein sekundäres Gebot, das mit dem ersten auf einer abstrakteren Ebene in Konflikt gerät und wie das erste durch Strafen oder Signale durchgesetzt wird, die das Leben bedrohen, 5. ein tertiäres negatives Gebot, das dem Opfer untersagt, das Feld zu räumen. 6. Wenn das Opfer gelernt hat, sein Universum in der Schablone des Doublebind wahrzunehmen, kann fast jeder Teil einer Doublebind-Sequenz ausreichen, um Panik oder Wut auszulösen (a. a. O., S. 16 ff.).

Beispiel für eine Doublebind-Situation könnte sein, wenn eine Mutter zu ihrem Kind sagt »Wenn du X nicht tust, bestrafe ich dich!« und gleichzeitig »Unterwirf dich nicht meinen Verboten!«. Das Kind ist von der Mutter abhängig und kann das Feld nicht räumen.

4 Vgl. dazu das Fallbeispiel von Frau K. in Abschnitt 5.5.6, 16. Sitzung.

Die psychotische Lösung eines Doublebind besteht nach Bateson darin, auf metaphorische Botschaften auszuweichen:

> »So möchte ein Patient vielleicht seinen Therapeuten kritisieren, weil dieser sich verspätet hat, ist sich aber nicht sicher, was für eine Art von Botschaft dieser Akt des Zuspätkommens beinhaltet – besonders dann, wenn der Therapeut der Reaktion des Patienten zuvorgekommen ist und sich entschuldigt hat. Der Patient kann nicht sagen: ›Warum kommen Sie zu spät? Vielleicht deshalb, weil Sie mich heute nicht sehen wollen?‹ Das wäre eine Beschuldigung, und so verlegt er sich auf eine metaphorische Feststellung, indem er vielleicht sagt: ›Ich hab mal einen Burschen gekannt, der seinen Dampfer verpasste, er hieß Sam, und der Dampfer wäre fast gesunken ... usw.‹ [...] Eine Metapher hat den Vorteil, dass sie es dem Therapeuten (bzw. der Mutter) überlässt, in der Äußerung eine Beschuldigung zu erblicken, wenn er mag, oder sie zu überhören« (a. a. O., S. 20).

Daraus abgeleitet wurden therapeutische Doppelbindungen. Wenn dem Patienten die therapeutische Beziehung lebenswichtig erscheint und er gleichzeitig die Doppelbotschaft übermittelt: »Therapiere mich!«, aber durch sein Verhalten Widerstand gegen Veränderungen zeigt, kann der Therapeut die paradoxe Aufforderung geben, das symptomatische Verhalten verstärkt zu zeigen, das der Patient ändern möchte. Nach dieser *paradoxen Intervention* kann der Patient nicht gleichzeitig den beiden widersprüchlichen Aufforderungen nachkommen, einerseits durch die Therapie gesund zu werden, andererseits das Symptom zu zeigen; er muss schließlich selbst Verantwortung übernehmen für seine Entscheidung für oder gegen Veränderung. Damit kann er in der therapeutischen Beziehung (anders als in der Familie) auch lernen, dass Verantwortungsübernahme nicht zum Beziehungsverlust führen muss.

3.1.3 Mystifizierung

Laings Konzept der *Mystifizierung* (Laing 1984, S. 275) postuliert eine lineare Kausalität zwischen einer von den Eltern verursachten Verwirrungstaktik und den Symptomen des Schizophrenen. Wenn zum Beispiel jemand sagt »›Das bildest du dir bloß ein.‹ […] wird der Versuch gemacht, einen Widerspruch, einen Gegensatz, eine Unstimmigkeit zu unterlaufen oder aufzuheben, indem man die Erlebnisweise des anderen von der Wahrnehmung in die Einbildung, von der Erinnerung einer Wahrnehmung in die Erinnerung eines Traumes transponiert (›Das musst du geträumt haben!‹)« (a. a. O., S. 276 f.). Laing nimmt an, dass die durch eine solche Kommunikation ausgelöste Verwirrung, die vom jeweiligen Opfer nicht unbedingt erkannt werden muss, eine wesentliche Rolle in der Genese der Schizophrenie spielt.

3.1.4 Die strukturelle Familientherapie

Die von Minuchin (1977) entwickelte *strukturelle Familientherapie* beschäftigt sich mit den Rückkopplungsprozessen zwischen den Lebensumständen und den subjektiven Erfahrungen der Menschen und geht davon aus, dass jede Familie eine passende Struktur mit entsprechenden inneren und äußeren Grenzen braucht. Probleme entstehen, wenn diese Struktur nicht stimmt. Die Therapie zielt darauf ab, bessere Strukturen, insbesondere notwendige Grenzen, herzustellen.

Die Therapie basiert auf drei Axiomen: Erstens sei das seelisch-geistige Leben eines Individuums nicht ausschließlich ein interner Vorgang; es beeinflusse seine Umgebung und werde von ihr beeinflusst; zweitens würden Veränderungen der familialen Struktur zu Veränderungen im Verhalten und in den innerpsychischen Prozessen der Familienmitglieder beitragen; drittens werde auch das Verhalten des Therapeuten Teil des betreffenden Kontextes, sodass ein neues System, das therapeutische System, gebildet werde (a. a. O., S. 22).

Nach dem Modell kann z. B. Paranoia entstehen, wenn ein Betroffener in einem sozialen System die Verhaltensweisen der anderen falsch interpretiert und die korrigierende Rückmeldung fehlt.

Minuchin beschreibt den Fall einer Frau, die sich nach dem Einbruch in ihre Wohnung verfolgt fühlte, in eine andere Wohnung umzog und weiterhin verschiedene Dinge paranoid interpretierte. In der Therapie sollte sie sich eine »beschützende Schale« verschaffen, deshalb alle Bilder ihrer alten Wohnung aufhängen, die alten Bekannten besuchen und keine neuen Freundschaften eingehen (a. a. O., S. 24 ff.).

In dem Fall eines vierzehnjährigen schizophrenen Jungen beschreibt er spärliche Interaktionen des elterlichen Subsystems und eine übermäßig enge Beziehung zwischen Mutter und Sohn. Den Eltern wurde geraten, nicht auf den Sohn zu reagieren, wenn er psychotische Äußerungen macht, sie sollten einmal wöchentlich abends ohne den Sohn ausgehen (a. a. O., S. 129 f.).

3.1.5 Die strategische Familientherapie nach dem Mailänder Modell

Das frühe Modell der *Mailänder Gruppe* um Mara Selvini Palazzoli ist der *strategischen Familientherapie* zuzuordnen. In den 70er- und 80er-Jahren des vergangenen Jahrhunderts entwickelte sie, ursprünglich ausgehend von tiefenpsychologischen Prämissen, ein Modell psychotischer Störungen. Die Mitarbeiter beobachteten Familien mit einem schizophrenen Mitglied und beschrieben die Kommunikation in diesen Familien mit der Metapher des Spiels.

> »Jeder Elternteil droht dem anderen mit einem Rivalen (selbstverständlich innerhalb der Gruppe!). Die mutmaßlichen Rivalen führen nun ihrerseits Gegenzüge aus, die wesentlich für das Spiel sind, dessen Fortsetzung ja gerade von den Zweideutigkeiten abhängt: Es darf weder Verbündete noch Gegner geben, weder Sieger noch Besiegte, sonst wäre das Spiel zu Ende« (Selvini Palazzoli et al. 1975, S. 34 f.).

Selvini Palazzoli (Selvini Palazzoli et al. 1975, S. 29 ff.; 1992, S. 236 ff.) hält für das Hervorbringen einer Schizophrenie mindestens drei Generationen für erforderlich: In der ersten Generation (Großeltern) werden starre und sich wiederholende Normen eingeführt, um das Zusammenleben zu regeln. Die in diesen starren Normen aufgewachsenen Eltern (zweite Generation) treffen beim »elterlichen Patt« aufeinander. Als Gegner fordern sie sich unablässig gegenseitig heraus, ohne dass es einen Ausweg aus diesem Spiel gäbe, wobei es einen aktiven und einen passiven Provokateur geben kann. Eine Eskalation wird um jeden Preis vermieden; keiner hat die Absicht, ein für alle Mal den

Sieg davonzutragen. Im zweiten Stadium wird das Kind (dritte Generation) in das Spiel des Elternpaares mit einbezogen. Im Gegensatz zu seinen Geschwistern, die Stärken und Schwächen bei beiden Elternteilen sehen, neigt der Indexpatient (das später als schizophren diagnostizierte Kind) dazu, allein das Verhalten des aktiv provozierenden Elternteils für veränderungsbedürftig zu halten; er missversteht die Situation seiner Eltern und verbündet sich mit dem passiven Provokateur, den er als Verlierer erlebt. Wenn der Indexpatient psychotische Verhaltensweisen an den Tag zu legen beginnt, wird sich der »Verlierer« mit dem »Gewinner« gegen ihn verbünden. Doch sobald das psychotische Verhalten einigermaßen kontrolliert werden kann, wird sich der Verlierer dem Kind erneut zuwenden und seine zweideutigen Verführungen und Versprechungen wieder aufleben lassen. In dieser Weise kann es ewig hin und her gehen. Der zukünftige Patient ist ambivalent und wird auch von leidenschaftlichen Gefühlen für denjenigen Elternteil, der ihm als Gewinner erscheint, umgetrieben; es kommt zu einem Zickzackkurs. Früher oder später muss das Kind der traurigen Tatsache ins Auge sehen, dass seine heimliche Parteinahme für den Verlierer überhaupt nicht fruchtet, da sich dieser dadurch in keiner Weise ermutigt fühlt, aktiv zu werden. Das rebellierende Kind legt gegenüber dem »Gewinner« ungewöhnliche Verhaltensweisen an den Tag, um ihm einen Dämpfer zu verpassen und um dem »Verlierer« zu zeigen, wie man sich wehrt. Daraufhin verbündet sich der Verlierer mit dem Gewinner gegen das Kind. Das Kind fühlt sich im Stich gelassen und entwickelt Trauer, Ohnmacht, Wut und Rachegelüste. Schließlich wird es psychotisch und hat mit der Symptomatik nun eine Waffe, um den aktiven Provokateur zu bändigen.

Um die Spiele der Familien zu stören, wurden spezifische Strategien erarbeitet.

> »Die Therapeuten müssen vor allem gelernt haben, so unbeteiligt und kühl wie möglich zu spielen, so, als handle es sich um einen Schachwettbewerb, bei dem man von den Gegnern als Individuen so gut wie nichts weiß. Wichtig ist nur, ihr Spiel zu begreifen, damit man sich entsprechend verhalten kann« (Selvini Palazzoli et al. 1975, S. 121). Die Mailänder entwickelten die

> positive Symptombewertung und die Symptomverschreibung als paradoxe Interventionen. Den Familien wurden Rituale aufgegeben. Dadurch lässt sich »ein verbaler Kommentar über die Normen, die das Spiel in Gang halten, vermeiden« (a. a. O., S. 99). Das Familienritual ist »die ritualisierte Verschreibung eines Spiels, dessen *neue* Normen stillschweigend die vorhergehenden ersetzen« (a. a. O., S. 99, Hervorhebung im Original).

Nachdem das Mailänder Team mit der früheren stereotypen paradoxen Vorgehensweise wegen immer wieder vorkommender Misserfolge unzufrieden war, experimentierte es und entwickelte schließlich eine Verschreibung, die routinemäßig bei allen Familien mit einem psychotischen Kind angewandt und »unveränderliche Verschreibung« genannt wurde. Bei der ersten Sitzung luden die Therapeuten stets neben der Kernfamilie auch weitere Personen ein, die Einfluss auf die Familie ausübten, wie z. B. die Großeltern. Sie beendeten die erste Sitzung dann mit den Worten:

> »Normalerweise sind wir am Ende der ersten Sitzung in der Lage zu sagen, ob wir zu einer Familientherapie raten oder nicht. In diesem Fall jedoch sind wir [...] noch zu keinem definitiven Schluss gelangt. Daher ist ein weiteres Treffen notwendig [...]; zur nächsten Sitzung erwarten wir nur die Familie« (Selvini Palazzoli et al. 1992, S. 41).

Damit zogen sie eine Grenze um die Kernfamilie. Nach der zweiten Sitzung erklärten sie eine Familientherapie für angezeigt und zogen eine weitere Grenze – jetzt zwischen den Generationen –, indem sie zur dritten Sitzung die Eltern allein ohne die Kinder einluden. Am Ende der dritten Sitzung verordneten sie den Eltern Stillschweigen über alles, was in der Sitzung geschieht.

> »Etwa eine Woche nach dieser Sitzung beginnen Sie damit, abends einige Male auszugehen [...]. Zu Hause hinterlassen Sie lediglich einen Zettel auf dem Küchentisch mit folgenden Worten: ›Wir sind heute Abend nicht zu Hause.‹ [...]. Sollte Ihr Kind bzw. sollten Ihre Kinder fragen, wo um alles in der Welt Sie gewesen sind und was Sie in der Zeit gemacht haben, so antworten Sie in ruhigem Ton: ›Das sind Dinge, die nur uns beide etwas angehen.‹« (a. a. O., S. 43 f.).

Die damit zwischen den Generationen gezogene Grenze wurde in den folgenden Sitzungen noch verstärkt durch die Verschreibung von längeren Abwesenheiten in Form von Wochenendausflügen mit ein oder zwei Übernachtungen.

Die Mailänder Therapeuten nahmen an, dass von einer Arbeit mit generationsübergreifenden Subsystemen die Gefahr ausginge, die »pathogenen hierarchischen Muster« zu festigen. Deshalb sollten die Subsysteme hierarchisch zueinander in Beziehung gesetzt werden. Zur Strategie gehörte ein Pakt mit den Eltern, die am Ende der vierten Sitzung zu Ko-Therapeuten ernannt wurden. Der designierte Patient wurde den anderen Mitgliedern der Familie gleichgestellt, um die Solidarität unter den Geschwistern zu fördern.

Die der Strategie zugrunde liegende Imbroglio-Hypothese (»Imbroglio« könnte mit »betrügerische Verwicklung« übersetzt werden) geht von einem komplexen interaktiven Prozess aus, »der in Gang kommt, wenn ein Elternteil in seinem Verhalten eine spezifische Taktik erkennen lässt: wenn er in einer generationsübergreifenden dyadischen Beziehung den Anschein einer Bevorzugung erweckt, die in Wahrheit nur Lug und Trug ist. Denn dieses besonders vertrauliche Verhältnis zwischen Mutter bzw. Vater und Kind ist nicht Ausdruck echter Zuneigung, sondern vielmehr ein strategisches Werkzeug, das gegen einen Dritten – gewöhnlich gegen den Partner – benutzt wird« (a. a. O., S. 106). Mit der Metapher des Spiels wird dann »Anstiftung« als interaktiver, zumindest triadischer, Prozess beschrieben: »Einer stiftet einen anderen gegen einen Dritten an« (a. a. O., S. 145). Dieses »ganze Spiel mit all den Zügen, die die Spieler dabei abwechselnd machen, [wird] im Wesentlichen auf der analogen Ebene ausgetragen [...] [Es ist] der bewussten Planung der Spieler wie auch ihrer ›rationalen‹ Kontrolle entzogen« (a. a. O., S. 156).

> »Unter Verführung verstehen wir also ein breit gefächertes Repertoire von Verhaltensweisen und Manövern, die dem Verführer dazu dienen, sich bei jemandem einzuschmeicheln, den er gegen einen Dritten aufwiegeln will« (a. a. O., S. 185).

Wenn ein Störungsmodell auf Annahmen von Verschwörung und Anstiftung beruht, muss es neben Opfern auch Schuldige geben – eine

Sichtweise, die in manchen Fällen die Eltern zu Sündenböcken abgestempelt und Machtkämpfe oder auch Verzweiflung ausgelöst hatte. Um dieses Problem zu lösen, definierte man dann die Eltern als Ko-Therapeuten und machte damit »aus einem pathogenen Elternpaar ein therapeutisch wirkendes Paar [...] – ein Paar, das zur Heilung seines Kindes beiträgt und dabei auch sich selbst heilt, weil es sein eigenes Beziehungsmuster verändern muss« (a. a. O., S. 337).

Die Therapeuten zeigten eine autoritäre Haltung und wollten die Familie mit ihrer Kompetenz und Fragetechnik blenden. So konnte es nicht ausbleiben, dass Patienten gegen diese strategische und im Grunde unaufrichtige Haltung der Therapeuten Misstrauen entwickelten und sich an der Nase herumgeführt vorkamen. Deshalb modifizierten die Autoren mit der Zeit ihre Therapietechniken zugunsten einer offeneren und empathischeren Beziehung und relativierten schließlich auch ihr eigenes, anfangs als unfehlbares Dogma betrachtetes Modell als »Denkschema, mit dessen Hilfe wir bei einem spezifischen Fall wiederkehrende Muster erkennen können« (a. a. O., S. 314). Die Offenlegung des Familienspiels wurde oberstes Ziel und die unveränderliche Verschreibung immer seltener eingesetzt. Man schrieb allen Familienmitgliedern »individuelle Kompetenz« zu und setzte voraus, dass sich jeder Einzelne von nachvollziehbaren Motiven und Absichten leiten lässt.

In diesem als pathologisch beschriebenen Spiel betrachteten sich die Therapeuten selbst als Mitspieler. Die therapeutische Aufgabe war die Veränderung des Spiels.

> »Entweder handelt es sich um einen Zug, mit dem das betreffende Spiel einfach nur weitergespielt wird, oder es ist ein Zug, mit dem ein neues Spiel vorgeschlagen wird – ein Meta-Spielzug. Es liegt auf der Hand, dass die entscheidenden Spielzüge des Therapeuten stets Meta-Spielzüge sind« (a. a. O., S. 347).

3.1.6 Die frühen systemischen Ansätze aus heutiger Sicht

In der Phase der Kybernetik erster Ordnung wurden familiäre Muster beschrieben und das Denken für psychosoziale Zusammenhänge geöffnet. Verhaltensweisen der Familienmitglieder und familiäre Strukturen wurden analysiert und nach bestimmten Normen als gut oder schlecht klassifiziert. Die implizite Tendenz, die Familie als Verursacherin der psychischen Krankheit zu sehen, führte zu empörten Reaktionen von Angehörigenbewegungen vor allem in den USA. In der therapeutischen Situation bestand ein starkes Machtgefälle zwischen den autoritär handelnden Therapeuten, die die Definitionsmacht über richtig und falsch für sich beanspruchten, und den Klienten.

Diese frühen systemischen Ansätze wurden in der Folgezeit hinterfragt und weiterentwickelt. Während die frühen Systemiker davon ausgingen, die Wahrheit über die Entstehung psychotischer Störungen zu suchen und schließlich zu finden, wurden sowohl der Krankheitsbegriff als auch die prinzipielle Möglichkeit der Wahrheitsfindung in der von Ernst von Glasersfeld (1997) entwickelten Theorie des *radikalen Konstruktivismus* infrage gestellt. Danach können wir die Realität nie voll erfassen; unsere Vorstellungen werden vom Gehirn aus den Sinneseindrücken konstruiert und können nur mit anderen Vorstellungen verglichen werden, nie mit der Realität selbst. Mit diesen Vorstellungen, den sogenannten Wirklichkeitskonstruktionen, wird in der modernen systemischen Therapie gearbeitet.

Die Wirklichkeitskonstruktionen werden in »Geschichten« geschaffen und weitergegeben und vermitteln auch die Bedeutung, die dem (symptomatischen) Verhalten anderer gegeben wird. Mit narrativen Methoden werden dann neue und hilfreichere Geschichten, d. h. Narrative, konstruiert. Eine kooperative therapeutische Kommunikation löst damit den früheren autoritären Therapiestil ab.

Dennoch bleiben die Beobachtungen der familiären Kommunikationsmuster aus der frühen systemischen Ära auch heute noch wertvoll. Sie können zur Hypothesenbildung benutzt und als Narrativ der Familie angeboten werden, um neue Impulse für bessere familiäre Lösungen zu geben. Auch mag hin und wieder eine paradoxe Aufgabe oder ein Element der »unveränderlichen Verschreibung« hilfreich sein, wenn die Intervention dem Patienten als eine von verschiedenen möglichen Aufgaben angeboten wird, sodass er selbst letztendlich über die Durchführung mitentscheiden kann.

3.2 Psychosen aus Sicht der modernen Systemtherapie (Kybernetik zweiter Ordnung)

3.2.1 Die Kybernetik zweiter Ordnung

Während in der früheren systemischen Therapie mit der *Kybernetik erster Ordnung* objektive Aussagen über soziale Systeme angestrebt wurden, erweitert die moderne Systemtheorie den Beobachtungsrahmen und betrachtet das System, das aus dem beobachteten System sowie dem Beobachter besteht. Sie untersucht insbesondere die Rolle und den Einfluss des Beobachters (vgl. v. Foerster 1999). Man spricht dann von einer *Kybernetik zweiter Ordnung* (Simon, Clement u. Stierlin 2004, S. 196 f.). Mit der Kybernetik zweiter Ordnung wird die Vorstellung aufgegeben, es gäbe beobachterunabhängige objektive Merkmale und Prozesse eines von außen beschreibbaren Systems. Vielmehr werden die Unterscheidungen des Beobachters thematisiert.

3.2.2 Eine systemische Annäherung an psychotische Phänomene

Basierend auf Überlegungen des radikalen Konstruktivismus (v. Glasersfeld 1997) werden damit psychische Störungen oder »Krankheiten« nicht als »Wirklichkeit«, sondern als Zuschreibungen eines Beobachters aufgefasst, quasi als Etiketten für bestimmte Verhaltensweisen, die in der üblichen Kommunikation unserer Kultur nicht erklärbar sind. Somit werden Diagnosen als Konstrukt beschrieben, das zu gewissen Zeiten und in bestimmten Situationen Sinn ergibt und für das (Über-)Leben eines Individuums oder einer Familie hilfreich sein kann. Dafür bietet in unserer Gesellschaft die Medizin ein entsprechendes Repertoire an Diagnosen an. Diagnosen beinhalten *Beschreibungen* und *Erklärungen* für bestimmte Phänomene und sind nicht die Phänomene selbst. Die Beschreibung wird in den jeweiligen Diagnosekriterien des ICD-10 aufgelistet; die Erklärung ist eine Funktionsstörung, d. h., aus den symptomatischen Verhaltensweisen wird geschlossen, dass der Betroffene ein »normales« Verhalten nicht zeigen kann.

Die immer wieder gestellte Frage nach der Ursache einer psychischen Störung ist aus systemtheoretischer Sicht prinzipiell unentscheidbar. Beim menschlichen Verhalten spielen die Lebenssituation, die psychische Struktur und die biologischen Voraussetzungen des Nervensystems eine Rolle. Eine objektive Zuschreibung von Kausalität ist grundsätzlich nicht möglich (vgl. Wirth u. Kleve 2012, S. 231 ff.).

Das im Folgenden beschriebene systemische Störungsmodell soll auf der Basis des radikalen Konstruktivismus (vgl. Abschnitt 3.1.6) ebenfalls als ein Konstrukt zur Beschreibung psychotischer Phänomene verstanden werden. Aus systemischer Sicht ist dieses Modell im Vergleich zu den konventionellen Modellen nützlicher, weil es mit einem erweiterten Beobachtungsrahmen mehr Optionen für den Klienten und seine Familie eröffnet. Es geht davon aus, dass spezifische Muster und Prozesse bei bestimmten (symptomatisch beschriebenen) Verhaltensweisen besonders häufig beobachtet werden können und dass bestimmte therapeutische Interventionen besonders geeignet sind, diese von den Klienten und ihren Familien als problematisch beschriebenen Muster zu stören und ihnen zu helfen, bessere Lösungen für ihre Probleme zu finden.

4 Ein systemisches Störungsmodell

4.1 Eine systemtheoretische Beschreibung

Nach der Systemtheorie Luhmanns (1984) können im menschlichen Leben folgende Systeme unterschieden werden: Das biologische System umfasst den Körper, die Nervenzellen, das Gehirn; das psychische System umfasst das Bewusstsein, die Gedanken und Gefühle; das soziale System besteht aus Kommunikation und Verhalten.

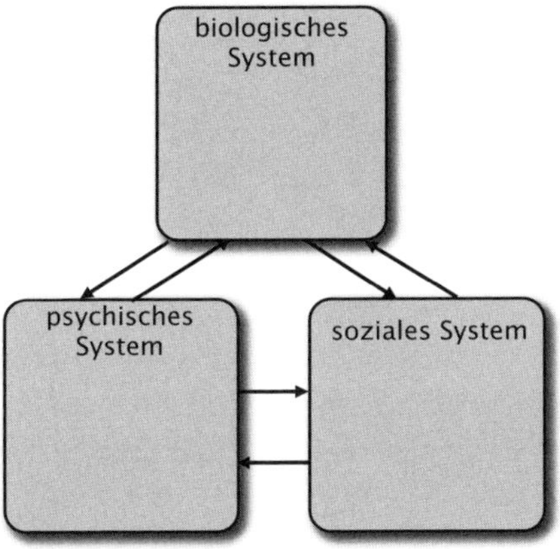

Abb. 1: Die Systeme des menschlichen Lebens (modifiziert nach Retzer 2011, S. 981)

Diese drei Systeme sind in einer Koevolution entstanden und nicht isoliert voneinander denkbar. Sie sind durch vielfältige Rückkopplungsprozesse, d. h. kybernetisch (v. Foerster 1999) miteinander verflochten. Für solche Systeme, die sich in einer sich dauernd verändernden Umwelt dadurch stabilisieren, dass sie sich selbst organisieren und mit der Umwelt weiterentwickeln, prägte Maturana (1982) den Begriff »autopoietische Systeme«. Autopoietische Systeme produzieren und reproduzieren die Elemente, aus denen sie bestehen, durch diese Elemente selbst: Biologische Systeme bestehen aus Zellbausteinen bzw. Zellen und bilden wiederum Zellbausteine und Zellen; psychische Systeme bestehen aus Bewusstsein, Gedanken und Gefühlen und bilden neue Gedanken und Gefühle; soziale Systeme, wie die Familie oder Gesellschaft, bestehen aus Kommunikation, die zu weiterer Kommunikation führt und sich so aufrechterhält. Soziale Systeme bestehen nach Luhmann also nicht aus Menschen, sondern aus deren Kommunikation; so ist es für das soziale System Familie unwichtig, ob die Tochter ein Muttermal (das wäre das biologische System) am Rücken hat; es wird nur dann wichtig, wenn die Tochter ihre Angst vor Hautkrebs äußert und es so in die Kommunikation einbringt.

Luhmann (1984, S. 286 ff.) beschreibt die Beziehung zwischen diesen Systemen, die wechselseitig füreinander zur Umwelt gehören und sich gegenseitig Komplexität zur Verfügung stellen, als »Interpenetration«. Sie können einander irritieren; das irritierte System reagiert auf diese Irritation aber immer nach seinen eigenen Gesetzmäßigkeiten. Sie stabilisieren sich durch zirkuläre Prozesse, durch Rückkopplungen.

Zur Erklärung psychischer Störungen wird in der klassischen Psychiatrie üblicherweise das Vulnerabilitäts-Stress-Modell (Zubin a. Spring 1977) verwendet. Aus systemischer Sicht könnte *Vulnerabilität* (Verletzlichkeit) wertungsfrei als eine Eigenschaft des psychischen Systems bezeichnet werden, bei bestimmten Irritationen durch das soziale oder biologische System bevorzugt mit Formen des Erlebens zu reagieren, die ein Beobachter (nach den Definitionen des Gesundheitssystems) als krankhaft einstufen würde.

Das *biologische System* kann zu einer Vulnerabilität für psychische Störungen und zu deren Aufrechterhaltung beitragen, indem es durch Veränderungen der Struktur oder der Stoffwechselprozesse dem psychischen System für seine Operationen weniger Komplexität zur Verfügung stellt. So können genetische Anlagen oder auch Veränderungen der Gehirnentwicklung durch Missbrauchserlebnisse in der Kindheit (McGowan et al. 2009) die Anfälligkeit für psychische Störungen erhöhen.

Im *psychischen System* können problematische Denkmuster zu einer Vulnerabilität für psychische Störungen führen. Bateson (1969) hat dafür den Begriff »erkenntnistheoretische Irrtümer« geprägt.

Wenn z. B. jemand im Alles-oder-nichts-Muster denkt, nur schwarz und weiß sieht und Grautöne fehlen, wird er mit der Umwelt Schwierigkeiten bekommen. So denken schizoaffektive Klienten oft in den extremen Kategorien Macht versus Ohnmacht. In vielen Familien mit einem schizophrenen Mitglied herrscht die Idee vor, man könne mit Schuld und Verantwortung nicht leben.

Im *sozialen System* kann eine Vulnerabilität für die Entstehung psychischer Störungen z. B. durch Traumatisierungen erfolgen. Nach einer Irritation durch traumatische Ereignisse stabilisiert sich das psychische System dann meist mit Wirklichkeitskonstruktionen, die vor weiteren Traumatisierungen schützen sollen, d. h. mit Misstrauen und Rückzug.

Kommt zur Vulnerabilität eine besondere Belastung, dann stört dieser Stressor die gewohnten Prozesse in den Systemen, was psychiatrische Symptome auslösen kann. Die entstandenen psychiatrischen Symptome stabilisieren sich dann in zirkulären Prozessen und können dadurch aufrechterhalten werden (Ruf 2005).

Im *biologischen System* kann folgender zirkulärer Prozess zur Stabilisierung der Störung beitragen: Werden bestimmte Gehirnareale z. B. infolge eines psychischen Rückzugs nicht benutzt, so werden entsprechende Verbindungen der Nerven (Synapsen) abgebaut (vgl. Hüther, Adler u. Rüther 1999), sodass es mit der Zeit immer schwerer fällt, wieder aktiv zu werden.

Im *psychischen System* werden z. B. bei der Entstehung des Wahns zirkuläre Prozesse angenommen; die aus Verfolgungsideen resultierende Angst führt zu Denk- und Verhaltensweisen, die diesen Wahn bestätigen (Freeman 2007).

Ein Beispiel für einen zirkulären Prozess im *sozialen System* ist die von Jürg Willi (1990) beschriebene Kollusion; wenn z. B. ein Ehepartner sich besonders passiv verhält, gleicht das der andere durch besonders aktives Verhalten aus, aber dann wird der passive noch passiver, der aktive noch aktiver usw. Ein anderes Beispiel ist die abwertende und Festlegungen vermeidende Kommunikation in Familien mit einem als psychotisch diagnostizierten Mitglied; sie begünstigt psychotische

Verhaltensweisen und hält sich selbst aufrecht (Selvini Palazzoli et al. 1975). Der für therapeutische Interventionen wichtigste zirkuläre Prozess im sozialen System ist folgender: Durch das symptomatische Verhalten wird der Stressor ausgeschaltet, das verstärkt wiederum das symptomatische Verhalten und danach wieder die Ausschaltung des Stressors usw.

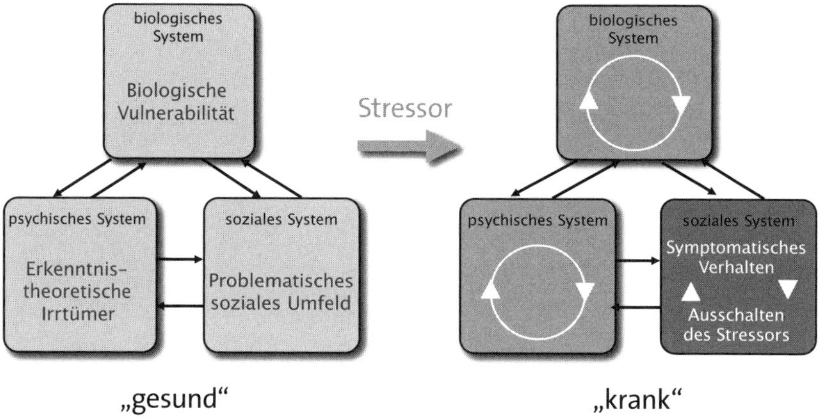

Abb. 2: Ein systemisches Modell psychischer Störungen

Das Ehepaar Müller (Name geändert) wurde von der Paartherapeutin an mich verwiesen, weil die Paartherapie wegen der immer wieder eskalierenden und von beiden Seiten gewalttätigen Auseinandersetzungen stagnierte. Ich solle beiden Beruhigungsmittel verordnen. Nachdem dies erfolglos blieb, beendete die Therapeutin die Paartherapie und empfahl beiden eine Einzel-Psychotherapie. Herr Müller begann eine Einzeltherapie bei mir und konnte nach einigen Gesprächen seine Aggressionen reduzieren. Dennoch kam es zur Trennung. Seine Frau litt darunter sehr und wurde ein halbes Jahr später psychotisch in die Klinik eingewiesen. Die nun diagnostizierte Krankheit dominierte in der Folgezeit die Kommunikation zwischen beiden und ließ die früheren Streitthemen in den Hintergrund rücken. Die Aggressionen waren bei beiden verschwunden und blieben bis heute weg. Herr Müller zog wieder in die gemeinsame

Wohnung ein und versorgte die Kinder. Frau Müller zeigt sich seit der Klinikentlassung antriebsarm, macht wenig im Haushalt und wird von Mann und Kindern unterstützt. Sie wehrte sich erfolgreich gegen meine mehrfachen Angebote, die familiären Probleme in einer Paartherapie zu bearbeiten. Sie hatte offensichtlich gelernt, dass ihre psychotischen Symptome die Familie wieder zusammengebracht und zum Ende der aggressiven Auseinandersetzungen geführt hatten; dies schien nach der Klinikentlassung ihre als Residualsyndrom diagnostizierte Passivität zu fördern, dies wiederum verhinderte aggressive Auseinandersetzungen usw. Ungeachtet der biologischen Prozesse kann man aus systemischer Sicht eine Stabilisierung der psychotischen Symptomatik durch diesen zirkulären Prozess im sozialen System annehmen: Die als psychotisches Residualsyndrom gedeutete Passivität führt zu einer Reduktion des familiären Streits, diese fördert wiederum passives Verhalten, das den Streit reduziert usw. (aus: Ruf 2013, S. 18).

4.2 Das biologische System bei Schizophrenien und schizoaffektiven Störungen

Vorgänge im Gehirnstoffwechsel begleiten jede Aktivität im psychischen und sozialen System, wie auch jeder körperlichen Erkrankung psychische und soziale Auswirkungen folgen. Zu den Vorgängen im biologischen System liefert die biologisch orientierte Psychiatrie eine unüberschaubare Fülle an Forschungsergebnissen (vgl. Abschnitt 2.2.1). Diese bieten die Grundlage für die psychiatrische, v. a. psychopharmakologische Behandlung und werden in psychiatrischen Fachbüchern ausreichend gewürdigt. Eine medikamentöse Behandlung ist vor allem in Akutsituationen unverzichtbar und stellt als Intervention im biologischen System eine Ergänzung zur Systemischen Psycho- und Familientherapie, die im psychischen und sozialen System ansetzen, dar.

4.3 Das psychische System bei Schizophrenien

Ein hilfreiches therapeutisches Konstrukt bei der Therapie von Patienten mit der Diagnose einer Schizophrenie ist die Annahme einer zentralen Ambivalenz zwischen Wünschen nach Verantwortungsübernahme für ihr Handeln und Ablehnung der Verantwortlichkeit (Ruf 2005). In ihrer Wirklichkeitskonstruktion scheinen Schuld und Verantwortung nicht ertragbar zu sein. Vor allem in der Ablösungsphase von den Eltern kann daraus ein massiver innerer Konflikt entstehen zwischen verschiedenen Bindungen: zwischen der Bindung an die Eltern versus der Bindung an die Peergroup oder an einen (zukünftigen) Partner. Dann müssen immer wieder Entscheidungen auch gegen die Erwartungen der Bezugspersonen gefällt werden, und man würde sich durch die Zurückweisung schuldig machen. Verschärft wird dieser Konflikt durch das Denken in einer zweiwertigen Logik, nach der sich in der Haltung zu Familienangehörigen die beiden Seiten »Ich handle autonom« und »Ich brauche euch« gegenseitig ausschließen. In einem solchen Konfliktfall wird das Risiko von Schuld und Verantwortung vom Schizophrenen vermieden, indem er die Unterscheidung selbst durch Schaffung von Unklarheit und Verwirrung auflöst. Er entscheidet sich für die Nicht-Entscheidung (Retzer 2004) und zieht sich aus der Realität in eine psychotische Gedankenwelt zurück.

Abb. 3: Ambivalenz bei Schizophrenie:
Die Unterscheidung der gegensätzlichen Pole wird in der Symptomatik aufgehoben.
Schuld und Unschuld verschwimmen (modifiziert nach: Ruf 2005, S. 161)

Vor sich selbst entgeht der Schizophrene dann der Verantwortung, indem er schuldbesetzte Gedanken und Gefühle nicht mehr klar sich selbst zuordnet. Gegenüber dem Umfeld entgeht er der Verantwortung, weil er auf schuldbesetzte Äußerungen und Handlungen nicht festgelegt werden kann, da er sie in »verrückter« Weise kommuniziert oder durch nichtverständliche Äußerungen aus der Kommunikation aussteigt.

Schleiffer (2012) geht der Frage nach, welchen Sinn es für die Psyche macht, das zu erzeugen, was in unserer Gesellschaft als »verrückt« oder als

Symptom einer Psychose gilt. Sein Fokus ist die Autopoiese des psychischen Systems. Er geht davon aus, dass sich das grundlegende Problem der Schizophrenie in den als Basisstörungen bezeichneten Symptomen der Prodromalphase vor Ausbruch der akuten Psychose (wie z. B. Perseverationsneigung, Gedankendrängen, Denkblockaden, Konzentrationsstörungen) wie auch in den Negativsymptomen (wie z. B. Antriebsarmut) zeigt. Wahn und Halluzinationen sind dagegen als Problemlöseversuche der Psyche anzusehen (a. a. O., S. 138 ff.). Wie es zu dem zugrunde liegenden Problem kommt, ist noch nicht geklärt; diskutiert werden neurophysiologische Dysfunktionen, die die Operationen des psychischen Systems limitieren und damit beeinträchtigen (a. a. O., S. 167 f.).

Systemtheoretisch kann man die Prozesse im psychischen System so beschreiben: Das psychotisch gestörte psychische System hat Schwierigkeiten, sich selbst und den eigenen Körper zu beobachten und seine Grenzen zu definieren. Es kann »nicht mehr unterscheiden, ob seinen Wahrnehmungen interne oder externe Reize zugrunde liegen« (Schleiffer 2012, S. 143). Es erlebt Gedankeneingebung, Gedankenausbreitung und coenästhetische Körpersymptome. »Ohne sichere Grenzen ist es behindert zu beobachten, und ohne Beobachtungen kann es sich seine Grenzen nicht bestätigen« (a. a. O., S. 145). Die Realität wird dann unwirklich und ohne Sinn erlebt. Weil das psychische System Schwierigkeiten hat, Anschlussoperationen auszuwählen, wirkt das Denken inkohärent, und es kommt zu Danebenreden oder Wortsalat.

Halluzinationen sind Wahrnehmungen, die ein außenstehender Beobachter nicht teilen und nicht bestätigen kann. Bei der funktionalen Betrachtung bezieht sich Schleiffer (2012) auf die »systemtheoretische These, dass das psychische System immer etwas zu beobachten haben muss, will es weitermachen. Wenn keine sensorischen Reize anstehen, dann hat es sich mit sich selbst zu beschäftigen. Es muss sich selbst im Modus der Fremdreferenz beobachten« (a. a. O., S. 162). Das psychische System hat Schwierigkeiten, seine Wahrnehmungen als von innen oder außen kommend zuzuordnen. Wenn sich Gedanken und Vorstellungen nicht mehr als selbst induzierte, interne Prozesse beobachten lassen, können Halluzinationen als Ausdruck einer übermäßigen Externalisierungstendenz entstehen, d. h., sie werden vom Ich abgespalten und quasi nach »außen« verlagert, als ob es nicht die eigenen Gedanken oder Stimmen wären. Sie stellen die Reproduktion des psychischen Systems sicher und helfen dem Individuum zu einer Konsistenz der Wahrnehmungs- und Vorstellungswelt und zu einer Angstminderung.

Um die Funktion des Wahns zu bestimmen, geht Schleiffer (2012, S. 154 ff.) vom Initialstadium aus: Weil das psychische System nicht mehr strukturiert beobachten kann, kommt es zu Derealisations- und Depersonalisationserscheinungen, d. h., die Umwelt oder die eigene Person erscheinen unwirklich. In dieser beängstigenden Situation der Identitätsdiffusion greift das psychische System auf bewährte Beobachtungsschemata zurück, um die Komplexität zu reduzieren: Es attribuiert seine Beobachtungen einseitig der Umwelt und identifiziert sich selbst als Opfer. Mit dieser Selbstbeschreibung wird der Wahnkranke wieder handlungsfähig und kann sich beschweren, Widerstand leisten oder fliehen. »Der Wahn stabilisiert das psychische System und reduziert Angst. Zumindest erhält die Angst eine andere Qualität. Die psychotische, für das psychische System existenzielle Angst wird gewissermaßen normalisiert. Sie wird konkretisiert, der Selbstbeobachtung wieder verfügbar und dadurch verstehbar« (a. a. O., S. 157).

Wahn bedeutet damit auch eine Loslösung des psychischen Systems vom sozialen System (Maier 2003). Die Autopoiesis des psychischen Systems setzt sich fort, ohne die Irritationen des sozialen Systems so zu verwerten, dass eine sinnhafte Kommunikation erhalten bleibt. Es überprüft die Nützlichkeit seiner Wirklichkeitskonstruktionen nicht mehr an den sozialen Rückmeldungen.

Die Inhalte des Wahnsystems sind aus der Lebensgeschichte verstehbar (Groß u. Huber 2001) und können inhaltlich interpretiert werden (Mücke 2008). So können Schuldgefühle zum Wahn führen, wegen dieser angenommenen Schuld verfolgt zu werden, aber vielleicht auch Beziehungswünsche zu den Menschen repräsentieren, denen man als vermeintliche Verfolger einen wichtigen Platz einräumt. Aggressive Regungen, z. B. gegen die Familie, werden dissoziiert und können sich als innere Stimmen Raum verschaffen. Konkretistisches Denken bedeutet, metaphorische Redewendungen wörtlich aufzufassen, und kann als Versuch verstanden werden, gegenüber andern alles richtig zu machen und um jeden Preis Fehler und damit Schuld zu vermeiden.

4.4 Das soziale System bei Schizophrenien

Bei allen Mitgliedern von Familien mit einem schizophrenen Mitglied herrscht normalerweise die Wirklichkeitskonstruktion vor, dass Schuld nicht zu ertragen sei und vermieden werden müsse (Ruf 2005). Aus Angst vor Schuld werden Verhaltensweisen vermieden, die schuldig machen könnten, z. B. Abgrenzung oder Neinsagen. Weil man folglich nicht lernt, mit den Reaktionen der anderen auf Abgrenzung umzugehen, wird die Angst immer größer, dadurch steigert sich wieder das Vermeidungsverhalten usw. Beim Schizophrenen, aber auch bei den Familienmitgliedern, entsteht ein zirkulärer Prozess zwischen dem psychischen und dem sozialen System.

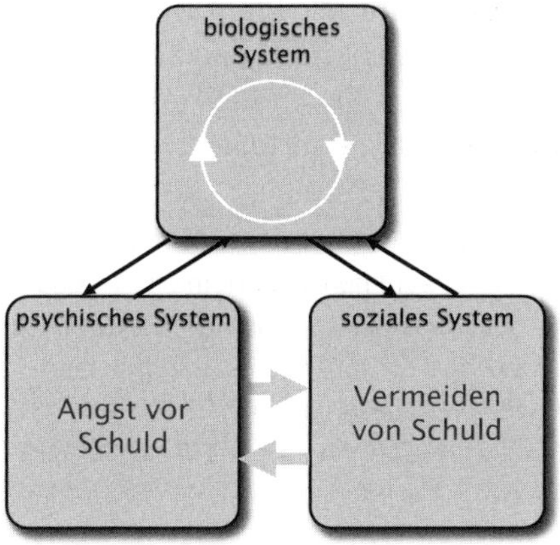

Abbildung 4: Zirkulärer Prozess bei Schizophrenie

Eltern schizophrener Kinder haben einen eher nachgiebigen, toleranten und passiven Erziehungsstil mit schroffen Kommentaren (Henschel 1978; Hamilton, Asarnow a. Tompson 1999) und geben ihren Kindern oft unmögliche Delegationen (Stierlin 1974), d. h. Aufträge, die der Familie ein Sorgenkind erhalten oder Trauerarbeit ersparen sollen oder die zu Loyalitätskonflikten beim Kind führen (Stierlin u.

Lang 1978). Die gegenseitige emotionale Zuwendung ist in Familien mit schizophrenen Jugendlichen geringer als bei Kontrollfamilien; lediglich die weniger autonomen Mütter fühlen sich dem erwachsen werdenden schizophrenen Kind besonders verbunden und behindern seine Ablösung (Niederhofer 2001). In Scheidungsfamilien können verschiedene, miteinander unvereinbare Kontexte zu einer Double-bind-Situation führen (Spengler 1995).

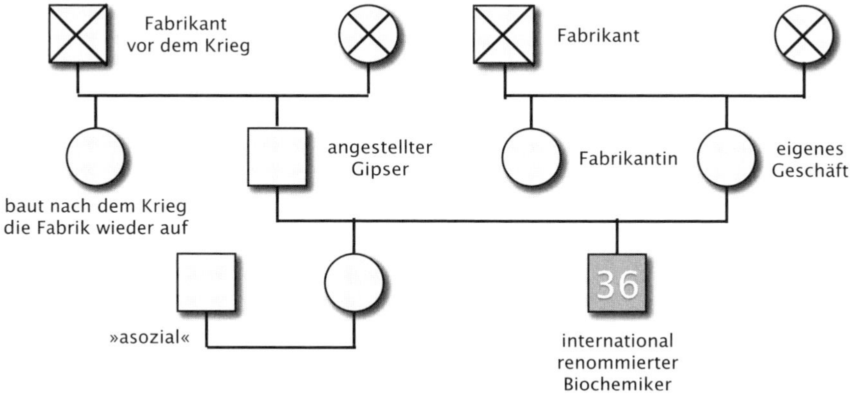

Abb. 5: Genogramm der Familie H.

Die Großeltern väterlicherseits des 36-jährigen Herrn H. hatten vor dem Krieg eine Metall verarbeitende Fabrik, die nach dem Krieg von der Schwester des Vaters wieder aufgebaut wurde. Der Vater des Herrn H. konnte nach dem Abitur wegen des Krieges nicht studieren und wurde »nur« Gipser, was er nie verkraftete und was zu enormen Erwartungen gegenüber Herrn H. führte, der als einziger Sohn und Hoffnungsträger Karriere machen sollte. Mütterlicherseits hatten die Großeltern ebenfalls eine Fabrik, eine Schwester der Mutter baute nach dem Krieg eine weitere Fabrik auf. Die Mutter betrieb noch jetzt im Rentenalter ein eigenes Lebensmittelgeschäft. Der kriegsbedingte berufliche Abstieg der Eltern im Vergleich zur Großelterngeneration machte der Mutter weniger aus als dem Vater. Sie ertrug die dauernden Nörgeleien des unzufriedenen Vaters und hatte eine besondere Beziehung zu dem Patienten. Dessen ältere

Schwester heiratete einen »asozialen« Mann und entzog sich dadurch den Karriereerwartungen der Eltern. Herr H., der Patient, litt in der Kindheit unter übermäßigen Maßregelungen durch den Vater und hatte eine besondere Beziehung zur Mutter. Er studierte Biochemie und wurde nach einer wissenschaftlichen Entdeckung international bekannt. Im Alter von 32 Jahren kam es nach einer starken Überlastung zu einer ersten psychotischen Episode und in den folgenden Jahren zu mehreren stationären Behandlungen mit der Diagnose Schizophrenie.

Zusammenfassung: Man kann bei Herrn H. unterschiedliche Aufträge der Eltern annehmen, die für ihn nicht zu vereinbaren sind: vom Vater der Auftrag, beruflich Karriere zu machen, um die dem Vater selbst durch den Krieg versagten Wünsche zu erfüllen; von der fürsorglichen und sich aufopfernden Mutter der Auftrag, durch sein Zuhausebleiben sie vor dem dauernd nörgelnden Vater quasi als Puffer zu schützen. Wenn er den Wünschen des Vaters nach hoher Leistung nachkäme, würde er durch seine Ablösung die Mutter allein dem nörgelnden Vater überlassen. Eine Kompromisslösung wurde durch die Symptomatik erreicht: Er erbrachte beruflich hohe Leistungen, beendete aber die Karriere und wohnt »krankheitsbedingt« bei den Eltern. In einer Therapie, die sich über fünf Jahre hinzog, erlebte er diese neue Sichtweise als hilfreich, sie änderte aber nichts an seinen Symptomen mit im Vordergrund stehender Antriebsarmut.

Eine problematische Schwelle stellt meist die Ablösung vom Elternhaus dar. Wenn der Jugendliche den eigenen Bedürfnissen folgt, sich ablöst und Kontakte zum anderen Geschlecht aufnimmt, werden die Eltern zwangsläufig immer wieder zurückgewiesen und ihre Erwartungen enttäuscht. Betroffene ertragen die damit verbundene Schuld nicht und reagieren mit einer besonderen zeitlichen Anordnung der unterschiedlichen Strebungen, d. h. mit einer charakteristischen *Zeitorganisation:* Sie lösen den Konflikt auf, indem sie mit maximaler Geschwindigkeit zwischen den verschiedenen Strebungen oszillieren und es gleichzeitig sich selbst, den Eltern und vielleicht der Partnerin recht machen wollen. In der Sprache entsteht dann durch Danebenreden, Neologismen oder »Wortsalat« ein Bedeutungsnebel, und es ist nicht mehr erkennbar, was der Betroffene eigentlich möchte. Retzer (1994; 2004) beschreibt diese gleichzeitige Anordnung der unterschiedlichen Strebungen als synchrone Zeitorganisation. Dieses eigentlich kommunikative Phänomen der Sprache wird in der klassischen Psychiatrie als »inkohärentes Denken« bezeichnet. Man kann auch starre Körperhaltungen in der Katatonie als Ausdruck der synchronen Zeitorganisation interpretieren, insofern als der Betroffene z. B. gleichzeitig nach vorne und zurückgehen möchte.

Das verbale und nonverbale *Kommunikationsverhalten* der Familien mit einem schizophrenen Mitglied unterscheidet sich häufig vom Kommunikationsverhalten anderer Familien (Rund 1986; Simoneau et al. 1996). Inwieweit dies zur Entwicklung der psychotischen Störung beiträgt oder Folge einer Anpassung der Familie an das psychotische Familienmitglied ist, bleibt unklar; wahrscheinlich kann man es am besten als zirkulären Prozess beschreiben. Es gibt in der Familie keinen Konsens über die geltenden Positionen, Regeln und Bedeutungsgebungen, sodass es nicht zu Konflikten kommt, weil Konflikte zumindest einen Konsens über die gegensätzlichen Positionen voraussetzen (vgl. Simon 1993; Retzer 1994; 2004). Stierlin (1981) nennt dies eine *weiche Beziehungsrealität.* Durch Mehrdeutigkeiten der Kommunikation und paradoxe Kommunikationen mit Doublebind-Charakter muss Information ständig unter erschwerten Bedingungen verarbeitet werden mit der Folge einer vermehrten inneren Anspannung, Verletzlichkeit und Stressempfindlichkeit. Das kann die bei Schizophrenen gefundenen kognitiven Störungen (Ciompi 1982, S. 218, 239 ff.) und eine erhöhte Vulnerabilität (Zubin a. Spring 1977) erklären.

Beim Kommunikationsablauf sind die Antworten oder Reaktionen auf Äußerungen eines Familienmitglieds bemerkenswert: Es besteht eine starke Tendenz der anderen, diese Äußerung zu bestätigen; wenn doch eine Nichtbestätigung auftaucht, wird mit Konfusion reagiert; dies entspricht der synchronen Zeitorganisation mit maximaler Gleichzeitigkeit und führt zu einem Bedeutungsnebel und dem Eindruck von Konfliktlosigkeit (Retzer 1994; 2004).

Reiss (1971) nennt diese Familien »konsensus-sensitiv«. Die ganze Familie legt sich in der Kommunikation nicht fest, um niemanden zurückzuweisen und damit möglicherweise Verantwortung und

Schuld auf sich zu laden. Die einzige Festlegung kann allenfalls eine Entwertung der Familienmitglieder sein, um in diesem sich selbst aufrechterhaltenden Kommunikationsspiel nicht selbst zu verlieren.

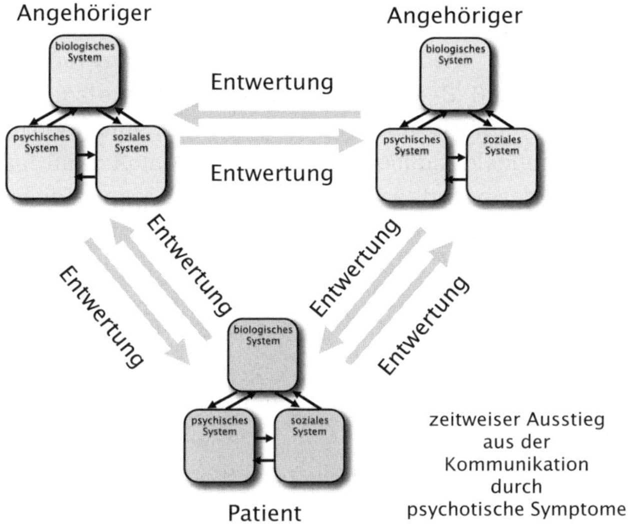

Abb. 6: Kommunikation bei Schizophrenie

Man kann diese *Konfliktorganisation* in einem Tetralemma beschreiben (vgl. Simon 1995; Retzer 2004). Wenn ein ambivalentes Individuum mit gegensätzlichen Wünschen konfrontiert ist und sich entscheiden muss, sind formal folgende Positionen möglich: Pro/Kontra/Sowohl Pro als auch Kontra/Weder Pro noch Kontra. Beim schizophrenen Zentralkonflikt bedeutet Pro: abhängig, schuldunfähig, fürsorgebedürftig; Kontra: autonom, schuldfähig, kontrollbedürftig. Die gegensätzlichen Seiten der Ambivalenz werden im schizophrenen Muster synchron gelebt. Entweder wird gefährlichen Aussagen mit Entscheidungsmöglichkeiten, die zu Schuldzuweisungen führen könnten, komplett die Zustimmung verweigert (Weder noch) oder beide Positionen werden in verwirrender Weise gleichzeitig vertreten (Sowohl als auch), indem die Unterscheidung und die zweiwertige Logik selbst aufgelöst werden. Damit geht die Verstehbarkeit verloren, und es entsteht Unklarheit und Verwirrung. Der Gewinn für die Beteiligten ist eine Vermeidung von offenen Konflikten, von Verantwortung für die Positionierung und von Schuldzuweisung.

Pro abhängig schuldunfähig fürsorgebedürftig	**Sowohl Pro als auch Kontra** Patient, Angehörige
Weder Pro noch Kontra Patient, Angehörige	**Kontra** autonom, schuldfähig, kontrollbedürftig

Abb. 7: Konfliktorganisation bei Schizophrenien (modifiziert nach: Ruf 2005, S. 164)

Die *Deutung der Symptome als psychische Krankheit* führt zu einer Lösung, weil der Betroffene in seiner inneren Welt des Wahns autonom bleibt und gleichzeitig von Schuld freigesprochen wird. Das Umfeld deklariert ihn als krank, er wird für seine Handlungen nicht zur Verantwortung gezogen und nicht schuldig gesprochen, und sein Loyalitätskonflikt löst sich auf, wenn zum Beispiel vorher zerstrittene Eltern in der Sorge um ihn wieder vereint sind. Die familiäre Kommunikation dreht sich dann um die Krankheit, und andere Probleme treten in den Hintergrund. Die Familie findet meist rasch einen neuen Gleichgewichtszustand und ist dann nicht mehr an einer Änderung interessiert (vgl. Virtanen u. Keinäanen 1989). Oft wird das psychotische Mitglied mit der Zeit aus der familiären Kommunikation ausgeschlossen: Seine Verhaltensweisen werden ignoriert, man traut ihm keine Entscheidungen zu und handelt stellvertretend für ihn; Angehörige beantworten Fragen, die an den Patienten gestellt werden. Retzer (2004) nennt dies *Exkommunikation*. Um Diskussionen zu vermeiden, nickt man im Gespräch mit ihm ab, obwohl man ihn nicht versteht (Pseudoverstehen); andere Familienmitglieder schreiben ihm Gefühlszustände oder Motive zu und lassen eine Metakommunikation darüber nicht zu (*Mystifizierung*, vgl. Laing 1984).

Im größeren sozialen Kontext gesehen, ignoriert der Schizophrene mit seinem Verhalten gesellschaftliche Regeln. Weil sogenannte Plussymptome (Wahn, Halluzinationen, Erregungszustände) gegen gesellschaftliche *Verbote* verstoßen und die Umgebung stören, reagiert die Gesellschaft mit eingrenzenden Kontrollmustern. Minussymptome (Antriebsarmut, Apathie, Rückzug) hingegen verstoßen gegen gesellschaftliche *Gebote* und rufen bei Angehörigen und Therapeuten aktivierende und unterstützende Hilfsmaßnahmen hervor (Retzer 2004).

4.5 Das psychische System bei schizoaffektiven Störungen

Bei Patienten mit schizoaffektiven Störungen ist die therapeutische Beschreibung einer Angst vor Niederlagen hilfreich. Diese Patienten leben mit der Wirklichkeitskonstruktion, Niederlagen und Ohnmacht seien nicht zu verkraften und müssten unbedingt vermieden werden. Um Niederlagen zu vermeiden, seien die unvermeidlichen Konflikte durch Kampf und Sieg zu lösen. Ihre zentrale Ambivalenz besteht zwischen den Polen Macht und Ohnmacht in den sozialen Beziehungen (Ruf 2005). Man kämpft um die Macht, um nicht ohnmächtig zu werden, und besetzt in einem Entweder-oder-Muster nur die eine Seite der Macht. Anderen gegenüber herrscht ein Misstrauen vor, während man von der eigenen Position unkorrigierbar überzeugt ist.

Abb. 8: Ambivalenz bei schizoaffektiver Psychose (aus Ruf 2005, S. 191)

Ausweglose oder ausweglos erscheinende Eskalationen von Konflikten münden schließlich in psychotische Gedankengänge mit der Folge einer Krankheitsdiagnose und einer entsprechenden Behandlung. Dadurch wird der soziale Konflikt vorerst gelöst. Eine Aufmerksamkeitsfokussierung auf dieses Geschehen kann zu einer sich selbst erfüllenden Prophezeiung werden: Ein äußeres Ereignis führt zu Misstrauen und lässt die Befürchtung aufkommen, ein Konflikt könnte eskalieren und in eine ausweglose Situation mit einer psychotischen Dekompensation münden; der Betroffene wird deshalb depressiv oder angespannt, wodurch die anfängliche Befürchtung bestätigt wird mit der Folge einer noch stärkeren Anspannung und schließlich der befürchteten psychotischen Episode.

4.6 Das soziale System bei schizoaffektiven Störungen

In Familien mit einem schizoaffektiven Mitglied wechseln schizophrene und affektive Muster ab. Zentrales Thema ist die Frage der Macht. Die Familie erscheint als konfliktgeladenes System, in dem Konflikte leicht eskalieren. Zum Teil herrscht eine synchrone *Zeitorganisation* mit Bedeutungsnebel vor wie bei Familien mit einem schizophrenen Mitglied, zum Teil eine diachrone Zeitorganisation wie bei bipolaren Störungen, in der Gegensätze zeitlich mit so großen Abständen nacheinander angeordnet werden, dass die Verbindung abreißt, z. B. einige Wochen lang depressiver Rückzug, dann einige Wochen lang manische Antriebssteigerung und vermehrte Aktivität. Zur Deeskalation akuter Konflikte stehen zwei Verhaltensmuster zur Verfügung: Verhalten wie bei der Schizophrenie oder wie bei der bipolaren Störung. Sich zuspitzende Kämpfe können durch eine entsprechende Veränderung der Zeitorganisation entschärft werden: durch eine diachrone Zeitorganisation mit manischem oder depressivem Verhalten oder durch eine synchrone Zeitorganisation mit schizophrenem Verhalten des Patienten. Dabei wird eine vorher klare und eindeutige Kommunikation plötzlich durch unklare Äußerungen und Darbietung eines Bedeutungsnebels völlig unklar gemacht, oder eine vorher unklare Kommunikation wird durch eine klare und eindeutige Positionierung verändert. Die effektivste Deeskalation geschieht durch eine psychotische Dekompensation des Patienten. Die damit meist verbundene Krankenhauseinweisung führt schon durch die dabei gewonnene räumliche Distanz von der Familie zu einer Entschärfung des Konflikts und wegen der Krankheitsdiagnose nicht zu einem Gesichtsverlust. Retzer (2004) nennt dies *dissoziative Deeskalation.*

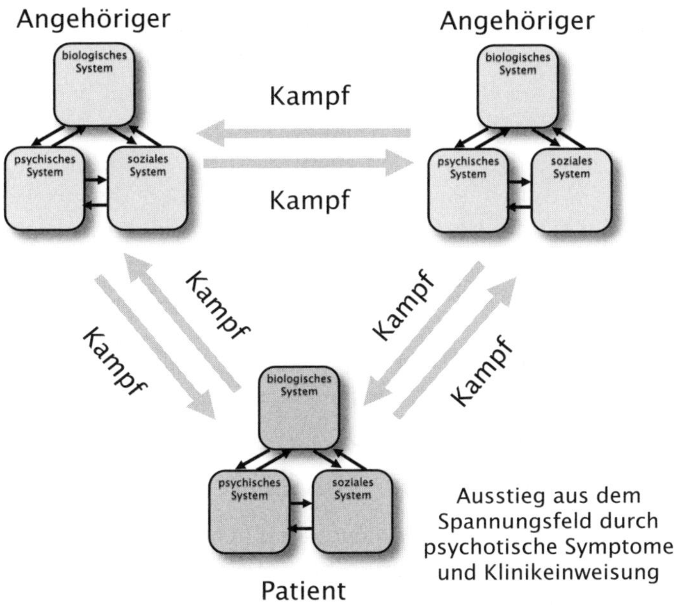

Abb. 9: Kommunikation bei schizoaffektiven Störungen

Frau F. hatte in den letzten Jahren mehrere Episoden einer schizoaffektiven Störung mit einigen stationären Behandlungen und kam aktuell als Notfall in die Praxis. Nach ihren Angaben konnte sie seit einer Woche wegen einer Erkältung nicht schlafen. Sie klagte über einen akuten Konflikt mit ihrem Mann. Die Stimmungslage war depressiv, gereizt, unzufrieden, der Antrieb gesteigert, das Denken weitschweifig, deutliche innere

> Unruhe und Anspannung zu bemerken. Sie wurde in die psychiatrische Klinik eingewiesen. Dort war der Verlauf wechselhaft, eine erste Entlassungsplanung nach zwei Monaten scheiterte an einer akuten Verschlechterung des Befindens. Danach kam es zu einer Stabilisierung, es konnte mit Belastungserprobungen im häuslichen Umfeld begonnen werden, und sie konnte sich zunehmend besser mit dem Wahnerleben und den Hintergründen der jetzigen Krise auseinandersetzen. Nach einer viermonatigen stationären Behandlung konnte sie wieder nach Hause entlassen werden.

In den Familien findet sich zum Teil eine *harte Beziehungsrealität* mit klaren Regeln und Positionen, zum Teil eine *weiche Beziehungsrealität* mit völlig unklaren Beziehungsstrukturen, manchmal nebeneinander von unterschiedlichen Familienmitgliedern vertreten. Die Kommunikation wechselt zwischen eindeutig und uneindeutig, die Interaktionsregeln zwischen beständig und veränderbar. Um die Definition von Wirklichkeit und Beziehung wird gekämpft; jeder beansprucht für sich, die einzig richtige Meinung zu vertreten. Es werden Stellungnahmen abgegeben, die in ihrer Bedeutung für die Familienmitglieder klar sind, aber irritierend schnell ins Gegenteil gekehrt werden können. Solche gegensätzlichen, inhaltlich austauschbaren Stellungnahmen treffen häufig aufeinander mit der Folge eskalierender Auseinandersetzungen. Dennoch existiert in solchen Familien ein klarer Orientierungsrahmen für die Beziehungsgestaltung, und es gibt meistens klare Beziehungsdefinitionen mit vorherrschendem Entweder-oder-Muster. Nur zeitweise wird das Entweder-oder-Muster durch ein Sowohl-als-auch-Muster aufgeweicht. Einen Streitpunkt stellt oft die Einordnung des symptomatischen Verhaltens des psychotischen Mitglieds dar. Wenn dann eine Krankheit diagnostiziert wird, nimmt die Spannung ab, weil an der Krankheit niemand Schuld hat.

Die *Konfliktorganisation* kennt normalerweise nur Pro und Kontra. Mit der in der Familie geteilten Überzeugung, Niederlagen seien nicht zu verkraften, kämpft man um den Sieg, um eine Niederlage zu vermeiden. Die Möglichkeit, einen Konflikt nicht lösen zu wollen (im Tetralemma die Weder-noch-Position) oder unentschieden zu lassen (Sowohl als auch), würde ebenfalls eine Niederlage bedeuten und scheidet aus. Zwischen den Polen Macht oder Ohnmacht kämpft jedes Familienmitglied um die Macht, um nicht ohnmächtig zu werden. Zu den Positionen Sowohl-als-auch oder Weder-noch führt nur eine psychotische Dekompensation eines Familienmitglieds; nach seiner üblicherweise erfolgenden Klinikeinweisung hat es sich aus dem Konfliktfeld entfernt; die Konflikte können mit ihm nicht weiter ausgetragen werden und bleiben unentschieden oder ungelöst.

Pro (Patient) mächtig	**Sowohl Pro als auch Kontra** Konflikt bleibt unentschieden
Weder Pro noch Kontra Konflikt wird nicht gelöst	**Kontra** (Angehörige) mächtig

Abb. 10: Konfliktorganisation bei schizoaffektiven Störungen (modifiziert nach: Ruf 2005, S. 193)

4.7 Wege zur Chronifizierung

Bei schizophrenen Patienten kommt es häufig zur Chronifizierung. Aus systemischer Sicht trägt dazu neben dem Patienten auch sein Umfeld einschließlich des Gesundheitswesens und der professionellen Helfer bei (Schweitzer-Rothers 1996; v. Schlippe u. Schweitzer 2012). Die Prozesse, die dazu führen, sind den Beteiligten häufig nicht bewusst.

Die Wirklichkeitskonstruktionen des *Patienten und seiner Familie* spielen dabei eine wesentliche Rolle. Das Krankheitsetikett ist attraktiv, weil es den Patienten und seine Familie von Schuldgefühlen und Verantwortung für das Verhalten entlastet. Weil der Patient nicht selbst für seine symptomatischen Verhaltensweisen verantwortlich gemacht wird, können sich alle gegen die »Krankheit« zusammenschließen, sodass eventuell vorhandene Spannungen und Streitigkeiten in den Hintergrund rücken. Damit verbunden ist allerdings der Preis der Einflusslosigkeit auf das Geschehen, weil man gegen die angenommenen stoffwechselbedingten oder erblichen Krankheiten nichts tun kann außer Fürsorge und Pflege.

Beim Patienten selbst können die Aufmerksamkeitsfokussierung auf die Vergangenheit, das Vermeiden von Zukunftsplanungen und das Ausblenden von Unterschieden zwischen gestern und heute den Status quo zementieren und Veränderung hemmen. Die eigene Sichtweise als hilfloses Opfer einer problematischen Vergangenheit und die Idee, das würde auch in Zukunft so bleiben, können genauso dazu beitragen wie die Betrachtung des eigenen Verhaltens als Folge von Defiziten und nicht als Ausdruck einer aktiven Lebensweise. Mangels Zukunftsvisionen fehlt die Initiative zu Veränderungen, was einem Beobachter als Antriebsarmut und Minussymptomatik imponiert.

Wenn das Verhalten dann noch unverständlich für die Umgebung erscheint, durch das häufige Aufsuchen psychiatrischer Einrichtungen eine Identität als psychiatrischer Patient geschaffen wird und der Bekanntenkreis zunehmend aus anderen psychiatrischen Patienten besteht, werden Veränderungen immer schwieriger.

Es gibt dann einen sich selbst aufrechterhaltenden Kreislauf, wenn soziale Kompetenzen immer mehr verlernt werden und Unterstützungsleistungen durch das Gesundheitswesen einspringen, sodass auch keine Notwendigkeit mehr besteht, aktiv und autonom zu werden. Wenn man schließlich Rente erhält, stehen dem Weg zurück in die Normalität große Hürden entgegen. Es würde ja nicht eine gut bezahlte Arbeit auf den Betroffenen warten, sondern mit großer Wahrscheinlichkeit nur Hartz IV, Sozialwohnung und Arbeitslosigkeit ohne tragfähiges soziales Umfeld.

In den letzten Jahren werden zunehmend viele Leistungen im *Gesundheits- und Sozialwesen* nicht mehr als erbrachte Einzelleistung, sondern pauschal finanziert in Abhängigkeit vom angenommenen

Schweregrad der »Krankheit« oder »Behinderung«. Das führt dazu, dass das Konstrukt »Krankheit« nicht mehr hinterfragt wird und Diagnosen und Funktionsdefizite großzügig den Patienten zugeschrieben werden müssen, wenn man trotz der laufenden Kürzungen der finanziellen Mittel als Behandler oder Institution »überleben« will.

Die zunehmende Vernetzung psychiatrischer Versorgungssysteme trägt ein Weiteres zur Chronifizierung bei. Patienten werden von der psychiatrischen Klinik in das Wohnheim, vom Wohnheim in das ambulant betreute Wohnen und die Obhut des Sozialpsychiatrischen Dienstes weitergegeben, sodass ein Ausstieg gegen die Empfehlungen des Gesundheitssystems besonders schwierig wird. Viele Argumente sprechen dafür, dass die chronische Schizophrenie vorwiegend durch die psychosozialen Folgen von akuten Krankheitsschüben entsteht (Ciompi 1980).

5 Systemische Therapie der Psychosen

5.1 Prinzipien

5.1.1 Das Setting

Die systemische Haltung und Vorgehensweise kann in (sozial-)psychiatrischen, psychotherapeutischen, paartherapeutischen oder familientherapeutischen Gesprächen oder Beratungen sowohl im ambulanten als auch im stationären Bereich eingesetzt werden.

Beim Setting werden die Wünsche und Ziele des Klienten berücksichtigt. Wenn er in einer Familie lebt, sollte diese parallel zu anderen Therapieformen immer einbezogen werden, zumindest zu informativen Gesprächen, bei entsprechenden Zielen auch im Rahmen einer Familientherapie. Findet eine solche statt, umfasst sie meistens wenige Sitzungen in größeren Abständen, z. B. von vier Wochen oder mehr.

Die meisten Patienten wünschen eher eine Einzeltherapie als eine Familientherapie, um sich von der Familie unabhängiger zu machen. Deshalb repräsentieren die Fallbeispiele dieses Buches auch überwiegend Einzeltherapien. Eine Einzeltherapie hat üblicherweise einen Umfang zwischen fünf bis zwanzig Sitzungen mit vierwöchentlichen Abständen, wobei eine hohe Flexibilität möglich ist in Abhängigkeit von der Vorgehensweise des jeweiligen Therapeuten und des vorliegenden Therapieauftrags.

Der Leser mag in diesem Buch die Beschreibung »schwerer Fälle« vermissen. Diese Kategorisierung in »schwere« oder »leichte« Fälle wird in der systemischen Therapie nicht vorgenommen. Schon die Idee, ein Fall sei »schwer«, kann Hoffnung auf Veränderung nehmen, zur Unterlassung von Problemlösungsversuchen führen und damit als sich selbst erfüllende Prophezeiung zur Chronifizierung beitragen.

Aus systemischer Sicht kann auch eine Symptomatik mit lange andauernden oder akuten Symptomen als Ausdruck einer Krise angesehen werden, und die Symptome können ein (möglicherweise unbewusster) Versuch des Betroffenen sein, ein schwerwiegendes Problem im psychischen oder sozialen System zu lösen. In einer solchen Akutsituation hat sich die Wirklichkeitskonstruktion einer »Krankheit« bewährt, was Schonung, Entlastung von sozialen Aufgaben und medikamentöse Maßnahmen beinhaltet. Eine zusätzlich oft sinnvolle Distanzierung vom sozialen Umfeld kann in einer Klinik geschehen.

Der Wunsch nach einer systemischen Therapie entsteht normalerweise nicht in akuten psychotischen Zuständen, sondern nach einer Besserung der Symptomatik, um das Erlebte zu reflektieren und neue Zukunftsperspektiven zu entwickeln. Dann kann eine systemische Therapie bei entsprechendem Wunsch des Patienten oder seiner Familie auch bei »schweren Fällen« zu besseren Lösungen für Denkmuster, Lebensgestaltung und Zusammenleben verhelfen, die eine psychotische Symptomatik überflüssig werden lassen und ein Leben ohne Psychose ermöglichen.

5.1.2 Kundenorientierung

Entsprechend einer Kundenorientierung (Schweitzer 1995) geht man bei der systemischen Therapie davon aus, dass der Patient normalerweise selbst am besten entscheiden kann, was gut für ihn ist. Behandlungsangebote können nur dann hilfreich sein, wenn sie mit seinen Sichtweisen kompatibel sind. Sonst wird er sie ablehnen und anderswo Hilfe suchen. Der Patient ist der Auftraggeber, und er wird mit seinen Anliegen ernst genommen.

Wir sollten also grundsätzlich, wenn ein Patient ein lösbares Problem als Ursache seiner Symptome annimmt, therapeutische Gespräche anbieten. Sollte er hingegen kein in Gesprächen lösbares Problem sehen und z. B. von einem biologischen Stoffwechseldefizit ausgehen, beschränkt sich seine Motivation auf die medikamentöse Behandlung oder auf Unterstützung in der Alltagsbewältigung. Diese sollte dann zunächst auch erfolgen.

In jedem Fall sollte der Auftrag auch während der Behandlung immer wieder neu geklärt werden. Das kann eine Klärung der Chancen und der vom Klienten vielleicht vergessenen Risiken der Auftragserfüllung beinhalten. Wenn z. B. der Auftrag lautet, in einer Familie Konflikte zu klären, könnte infrage gestellt werden, ob denn die Zeit dazu schon gekommen ist oder ob es noch besser ist, diese nicht anzusprechen und die damit verbundene innere Anspannung zu ertragen, auch wenn diese mit dem Preis psychotischen Erlebens verbunden sein sollte. Dann kann sich der Klient besser entscheiden und die Verantwortung für die Auftragserteilung übernehmen. Kundenorientiertes Vorgehen bedeutet, dem Patienten möglichst viel Verantwortung und damit auch Entscheidungsfreiheit für seine Lebensgestaltung zu überlassen, ohne ihn damit zu überfordern.

Zwei Einschränkungen gelten für das Prinzip der Kundenorientierung: Erstens stößt die Kundenorientierung an ihre Grenzen, wenn Patienten durch ihr Verhalten sich selbst oder andere gefährden; hier geht es in erster Linie um Schutz durch soziale Kontrolle und nicht um Problemlösung; dieser Schutz kann normalerweise nur in der Klinik gewährleistet werden. Zweitens bedeutet Therapie, neue Sichtweisen einzuführen, um die beklagten Probleme durch eine Erweiterung des Möglichkeitsraums zu lösen. Heinz von Foerster formulierte dies als ethischen Imperativ:

> »Handle stets so, dass die Anzahl der Wahlmöglichkeiten größer wird« (v. Foerster 1999, S. 41).

Neue Sichtweisen weichen zwangsläufig vom bisherigen Denken und den Erwartungen des Klienten ab und führen damit zu einer Erwartungsenttäuschung, die gut dosiert sein sollte; wenn sie zu gering ausfällt, ändert die Therapie nichts; wenn sie zu groß ist, fühlt sich der Klient unverstanden und bricht die Therapie ab.

5.1.3 Infragestellung des Krankheitskonzepts

Wie bereits oben beschrieben, gilt »Krankheit« als Konstrukt, das Sinn ergeben, aber auch einschränken und behindern kann. Eine Kommunikation über dieses Konstrukt kann helfen, den willentlich beeinflussbaren Bereich des Patienten zu vergrößern.

Mit dem Patienten kann die Frage besprochen werden, welche Konsequenzen es hätte, wenn seine Verhaltensweisen als Ausdruck einer Krankheit oder alternativ als steuerbare Handlung angesehen würden. Bei geschilderten Symptomen kann gefragt werden, welchen Unterschied es machen würde, wenn diese nicht als »vom Himmel gefallene« Krankheit, sondern als normale Folge eines ungelösten Konflikts eingestuft würden. Welche Konsequenzen hätte das für den Patienten oder für seine Familie? Würde er dann den Konflikt ansprechen? Wäre das gut oder schlecht? Was wäre besser daran, die innere Anspannung als Folge einer Störung des Gehirnstoffwechsels anzusehen?

5.1.4 Lösung von Problemen

Die systemische Therapie berücksichtigt die therapeutischen Kontexte (vgl. Abschnitt 5.4) und relativiert damit das Konstrukt »Krankheit«. Bei entsprechendem Auftrag des Klienten hat sie das Lösen von Problemen zum Ziel.

»Problem« kann definiert werden als »etwas, das von jemandem einerseits als unerwünschter und veränderungsbedürftiger Zustand angesehen, andererseits aber auch als prinzipiell veränderbar angesehen wird« (v. Schlippe u. Schweitzer 2012, S. 158). Probleme müssen nicht Ausdruck einer Dysfunktion sein, sondern können zufällig infolge einer Verkettung unglücklicher Umstände entstehen und problematische Kommunikationen nach sich ziehen; das Problem erschafft dann ein problemdeterminiertes System oder Problemsystem (Anderson u. Goolishian 1990; Goolishian u. Anderson 1997). So dreht sich in der Familie z. B. alles um das Problem »Psychose«. Die Wirklichkeitskonstruktionen und Handlungen rund um das Problem sind mit Leiden verbunden. Das Problem gilt als gelöst, wenn die Betroffenen (Patienten, Klienten, Familien) meinen, es sei gelöst.

In psychotherapeutischen oder psychiatrischen Arbeitsfeldern können vonseiten der Klienten verschiedene Probleme geäußert werden, so zum Beispiel: die Psychose, die inneren Stimmen, die familiären Probleme, das fehlende Selbstbewusstsein, die Schlafstörung und innere Unruhe, die mangelnde Wirkung der Medikamente, die fehlende Belastbarkeit bei der Arbeit, die Ablehnung des Rentenantrags usw.

Wenn der Auftrag, das Problem zu lösen, erfüllt ist, kann die systemische Therapie beendet werden. Der Therapeut sollte sich an den Auftrag des Klienten halten und nicht zum Problem machen, was für den Klienten keines ist. So wird es zum Beispiel für den Therapeuten anstrengend, »die Psychose zu heilen«, wenn der Patient diese nicht als Problem sieht und nicht den Wunsch äußert, sich von ihr zu verabschieden. Wenn der Patient nur ein Medikament gegen die Schlafstörung möchte, beschränken sich das Problembewusstsein und der Auftrag an den Therapeuten oder Arzt lediglich darauf.

Bei problemerhaltenden Aufträgen sollten neue Sichtweisen und Optionen angeboten werden, die aus dem Problem herausführen. Zum Beispiel könnten bei der genannten Schlafstörung Gespräche angeboten werden, um die Kontexte dieses Problems zu klären und Verhaltensänderungen zu erarbeiten, die zu einem besseren Schlaf führen könnten. Dann kann der Patient seinen Auftrag überdenken und neu formulieren. Falls der Patient auf seinem problemerhaltenden Auftrag besteht, muss der Behandler entscheiden, inwieweit er unter Berücksichtigung seines Arbeitskontextes diesen Auftrag annehmen möchte oder kann.

Die im Folgenden beschriebenen Prinzipien und Methoden der Problemlösung werden in Abhängigkeit von der jeweiligen Problemlage, der vorherrschenden Ambivalenz und dem Auftrag des Patienten eingesetzt. Sie überschneiden sich.

5.1.5 Ressourcenorientierung

Die systemische Haltung ist ressourcenorientiert. Man traut dem Klienten zu, dass er prinzipiell in der Lage ist, seine Probleme zu lösen und sich zu verändern, aber bisher gute Gründe hatte, sich nicht zu verändern. Eine vertrauensvolle Beziehung zwischen Therapeut und

Patient ist die Grundlage für ein gemeinsames Suchen nach besseren Lösungen. Die bisherigen Lösungsversuche des Patienten für sein Leben sind mit Respekt anzuerkennen und auch explizit zu würdigen und positiv zu konnotieren.

> Frau O. hatte nach mehrjähriger Heroinabhängigkeit eine drogeninduzierte Schizophrenie entwickelt. In deren Folge kam sie mit ihrem kleinen Sohn aus einer weit entfernten Stadt zurück zu ihren Eltern und wurde vorübergehend berentet. Anfängliche familientherapeutische Gespräche mit der Klientin und beiden Eltern wurden nach der deutlichen Besserung der psychotischen Symptomatik beendet. Einige Monate später kam die Klientin in die Beratungsstelle, um eine psychosoziale Betreuung einer neuerdings stattfindenden Drogensubstitutionsbehandlung in Anspruch zu nehmen. In den folgenden Einzelgesprächen wurde deutlich, dass die Drogenproblematik austauschbar erschien mit der psychotischen Symptomatik, insofern als Frau O. durch beide »Krankheiten« an ihre Eltern gebunden blieb. Im neuen Setting brachte sie deutlich zum Ausdruck, dass sie die Ehe der Eltern für schlecht und gefährdet halte: Die Sorge um Frau O. und deren Sohn halte die Eltern zusammen und gebe der Mutter Lebenssinn und eine Aufgabe. Durch konsequentes Umdeuten der Problematik als Akt der Loyalität besonders zu ihrer Mutter und Bewertung aller Rückschritte und Rückfälle als notwendige Bremsen bei zu schneller Entwicklung stabilisierte sich Frau O. ohne Psychose- oder Drogenrückfall, absolvierte eine Fortbildung, begann zu arbeiten und versorgte ihren Sohn wieder weitgehend selbstständig. Gleichzeitig löste sie sich von der Verantwortung für das Wohlbefinden ihrer Mutter, obwohl diese erwartungsgemäß in eine Krise geriet und selbst eine Alkoholabhängigkeit entwickelte. Die Klientin fand mit der Zeit andere Wege, die Eltern ihrer Nähe zu versichern (aus: Ruf 2005, S. 159 f.).

5.1.6 Neutralität

Neutralität als therapeutische Haltung

Das systemische Konzept zur Würdigung der Ambivalenzen des Klienten oder seiner Familie ist Neutralität. Eine neutrale Haltung (Selvini Palazzoli et al. 1981; Retzer 2002) des Therapeuten ermöglicht dem Patienten, selbst Entscheidungen zu treffen. Der Patient wird als Person ernst genommen und respektiert, wenn man ihm zutraut, selbst den richtigen Weg für sich zu finden und Verantwortung für sich zu übernehmen. Man kann im psychiatrischen und psychotherapeutischen Bereich folgende Formen von Neutralität unterscheiden: Konstruktneutralität, Veränderungsneutralität, soziale Neutralität und Methodenneutralität.

Konstruktneutralität

Bei der Konstruktneutralität steht die Respektlosigkeit (Cecchin, Lane u. Ray 1993) gegenüber Bewertungen und Theorien, insbesondere von Lebensentwürfen und Krankheitstheorien, im Mittelpunkt. Man kann hypothetisch verschiedene Wirklichkeitskonstruktionen auf die Situation des Patienten anwenden und die jeweiligen Vor- oder Nachteile bzw. Konsequenzen durchsprechen. So könnte die vorliegende psychiatrische Störung als vom Patienten beeinflussbares Verhalten oder als erbliche Krankheit erklärt werden, was zu jeweils unterschiedlichen Reaktionen der Familienmitglieder führen würde. Es wird nicht die »Wahrheit«, sondern die Nützlichkeit verschiedener Konstrukte diskutiert.

Eine Konstruktneutralität kann sich in folgenden Fragen niederschlagen:

> *»Angenommen, Sie würden Ihre Psychose nicht als Folge einer Stoffwechselstörung, sondern als Ausdruck einer Lebenskrise sehen: Was würden Sie dann anders machen?«*
> *»Angenommen, Ihr Sohn hätte gute Gründe, sich verrückt zu zeigen, und könnte dieses Verhalten auch bleiben lassen: Wie würde die Familie dann reagieren?«*

Veränderungsneutralität

Bei der Veränderungsneutralität geht es um die vom Therapeuten nicht zu entscheidende Frage, ob Veränderung oder Nicht-Veränderung für den Patienten besser sei. Dies impliziert auch die Entscheidung für oder gegen eine Psychotherapie, die mit Veränderung verbunden sein kann.

Die Entstehung einer Motivation für Veränderung bzw. für den Status quo ist ein komplexer und nicht immer bewusst ablaufender oder steuerbarer Vorgang, den man mit der Metapher der Waage beschreiben kann (Miller u. Rollnick 2004).

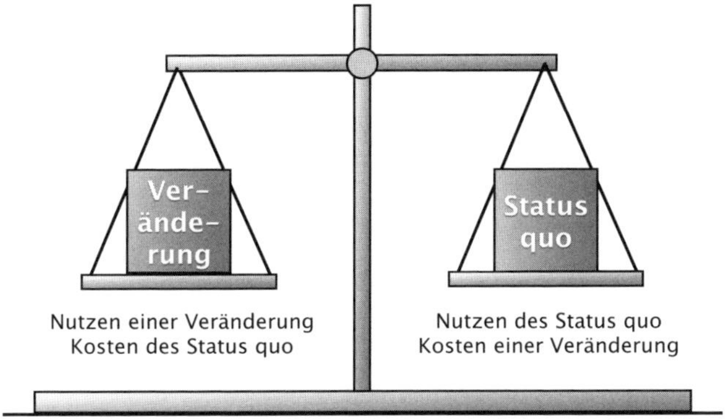

Abb. 11: Die Waage der Ambivalenz (modifiziert nach Miller u. Rollnick 2004, S. 34)

Wenn der Status quo einen hohen Nutzen bringt und die Kosten einer Veränderung sowie die damit verbundenen Risiken zu hoch sind, sinkt die Waagschale zugunsten des Status quo. Man bezeichnet die positiven Auswirkungen einer psychischen Störung auch mit dem Begriff des »Krankheitsgewinns«. In der Psychoanalyse nennt man die Entlastung von der inneren Konfliktspannung »primären Krankheitsgewinn«; die sozialen Vorteile durch die Symptome »sekundären Krankheitsgewinn«. Dansak (1973) bezeichnet den Gewinn für das System als »tertiären Krankheitsgewinn«. Beispielsweise haben die Eltern mit dem psychisch kranken Sohn einen Sorgenlieferanten, der von ihren eigenen Problemen ablenkt, der Patient wird von der stressigen Arbeit krankgeschrieben oder bekommt Rente. Ein Patient mit dieser inneren Bilanz wird ein biologisches Krankheitsmodell bevorzugen, die Nicht-Beeinflussbarkeit seiner Symptome immer wieder betonen und mit einer regelmäßigen psychiatrischen Behandlung und Betreuung zufrieden sein.

Es kann aber auch sein, dass der Patient oder seine Familie unter dem Problem, der Symptomatik oder der von Fachleuten gestellten Diagnose sehr leidet und sich von einer Umgestaltung seines Lebens eine Besserung verspricht. Vielleicht wurde er beruflich degradiert oder erlebt starke Nebenwirkungen der Medikamente. Dann erhofft er sich von einer Veränderung, z. B. mithilfe einer Psychotherapie, eine positive Entwicklung. Hier sind die Kosten des Status quo hoch und von einem Wandel wird ein hoher Nutzen erwartet. Die andere Waagschale sinkt und es besteht eine starke Veränderungsmotivation. Ein solcher Patient wird nach Lösungen seiner Probleme suchen und vielleicht eine Psychotherapie oder Familientherapie beginnen. Er wird zu einem Problemlösemodell tendieren und keine unveränderliche genetische Störung, sondern eher ein durch Behandlung lösbares Problem sehen. Das systemische Vorgehen klärt und würdigt diese Ambivalenzen und versucht, bei der jeweils vorliegenden Motivation des Klienten anzukoppeln.

Soziale Neutralität

Soziale Neutralität bedeutet, bei Gesprächen mit verschiedenen Familienmitgliedern die verschiedenen Positionen nebeneinander stehen zu lassen, ohne selbst Position zu beziehen. Inwieweit man als Therapeut letztendlich neutral war, entscheidet der Patient bzw. die Familie.

Die Herstellung einer sozialen Neutralität kann am besten mit negativ gestellten Fragen erfolgen, indem man die Bedingungen eines Neutralitätsverlusts erfragt.

> *»Wie könnte ich es erreichen, dass Ihr Mann glaubt, ich stehe eher auf Ihrer Seite? Was müsste ich tun, damit Ihre Frau denkt, ich würde für Sie Partei ergreifen? Wer von Ihnen wird es mir als Erster bekannt geben, wenn er mich als parteilich für jemanden erlebt, und wer wird es auf jeden Fall für sich behalten?«*

Der Therapeut erfährt dadurch, welche Verhaltensweisen er unterlassen sollte. Er kann sich noch das Versprechen geben lassen, dass die Beteiligten bekannt geben, wenn sie ihn nicht mehr als neutral erleben.

Verführungsstrategien der Familie, die den Therapeuten zu diesen Verhaltensweisen bewegen könnten, können erfragt werden.

> *»Wie schafft es die Mutter normalerweise, andere von ihrer Meinung zu überzeugen?«*

Methodenneutralität

Speziell in der psychiatrischen Sprechstunde hat sich eine Methodenneutralität (Ruf 2000) bewährt, d. h., eine Neutralität bezüglich der Frage, welche Behandlungsmethode für den Patienten sinnvoll sein könnte, wie z. B. Gespräche, Medikamente, Einzel-, Paar- oder Familientherapie. Man traut dem Patienten zu, diese Frage selbst zu entscheiden und ggf. auch zu korrigieren, wenn sich die Wünsche ändern.

Bei Frau W. hatte nach ihrer Schilderung ein Streit mit ihrem Mann die zweite Episode einer schizoaffektiven Störung ausgelöst. Eine Klinikbehandlung führte zu einer raschen Besserung. Danach kam sie mit ihrem Mann in meine Sprechstunde. Nach der Erörterung verschiedener Therapiemöglichkeiten wurde auf jeden Fall die Weiterführung der medikamentösen Behandlung gewünscht. Meine zusätzliche Empfehlung einer Paartherapie wurde von ihrem Mann vehement abgelehnt, weil ja nur sie krank sei. Sie entschied sich daraufhin für eine systemische Einzeltherapie.

Grenzen der Neutralität

Grenzen der Neutralität sind erreicht, wenn der Therapeut nach seinen eigenen ethischen und moralischen Grundsätzen nicht mehr neutral sein kann oder auch gesetzlich nicht sein darf. Die Grenze kann beim Thema Suizidalität, Gewalt, Kindeswohlgefährdung oder Gerechtigkeit relevant werden, z. B. wenn zwischen den therapeutischen Sitzungen Gewalt in der Familie ausgeübt wird. Wenn der Therapeut dabei eine neutrale Haltung vor sich selbst oder rechtlich nicht mehr verantworten kann, wird er im Gespräch mit dem Patienten zu einem moralischen Diskurs über die Fragen gut/böse wechseln oder gar rechtliche Maßnahmen ergreifen; dann ist eine Beendigung der Suizidalität oder Gewalt vorrangig (vgl. Abschnitt 5.4.1).

5.1.7 Anbieten hilfreicherer Wirklichkeitskonstruktionen

Basierend auf der Annahme, dass die Wirklichkeitskonstruktion des Patienten wesentlich zum Problem beiträgt, sollte diese eingehend exploriert werden.

> *»Worauf führen Sie Ihr Problem zurück? Wieso ist das Problem trotz Ihrer bisherigen Lösungsversuche noch nicht gelöst? Was hat bei Ihren bisherigen Problemlöseversuchen/Psychotherapien gefehlt?«*

Die in der klassischen Psychiatrie übliche defizitorientierte Sichtweise psychischer Krankheiten hat ihre Berechtigung und ist sinnvoll, wenn Schonung und Vergünstigungen durch Gesundheitswesen und Sozialversicherungen vorrangig sind. Dazu gehören Krankschreibung, Finanzierung einer Psychotherapie, eine Psychopharmakabehandlung, Klinikbehandlungen, Rehabilitationsleistungen oder Rente.

Zu einer Erweiterung der Denk- und damit der Handlungsoptionen verhelfen ressourcenorientierte Wirklichkeitskonstruktionen. Wenn sich das Denken und die Kommunikation auf die psychische Krankheit eines Familienmitglieds einengen, kann man ressourcenorientiert die Sichtweise eines sinnhaften symptomatischen Verhaltens anbieten, z. B. das Symptom als Fähigkeit, als Lösungsversuch für ein Familienproblem. Hinter der psychischen Krankheit wird dann ein Problem sichtbar. Man kann gemeinsam mit dem Patienten oder der Familie die Vor- und Nachteile der verschiedenen Sichtweisen diskutieren und überlegen, ob es bessere Lösungsalternativen für das Problem geben könnte.

Situationen werden so umgedeutet, dass neue Handlungsoptionen auftauchen. Durch die Umdeutung wird dem Problem eine andere Bedeutung gegeben; es erfolgt ein Reframing (von engl. frame = Rahmen), indem man das problematische Verhalten in einen anderen Rahmen stellt, der das Problem als Ressource erscheinen lässt, z. B. als Lösungsversuch in einer problematischen Familiensituation. Damit entstehen auf einer Metaebene Veränderungen zweiter Ordnung, also ein »Wechsel, der das System selbst ändert« (Watzlawick, Weakland u. Fisch 1974, S. 30). Die Umdeutung kann nur dann hilfreich sein und vom Klientensystem angenommen werden, wenn sie sich mit seinem Denken und seiner Wirklichkeitskonstruktion vereinbaren lässt.

Bei einem Patienten stehen das Leiden unter einer problematischen Vergangenheit und seine Selbsteinschätzung als Versager im Vordergrund seines Denkens und Lebens. Ein ressourcenorientiertes Reframing wäre die neue

Wirklichkeitskonstruktion, er habe sein Leben nach den Tiefschlägen immer wieder als Stehaufmännchen gemeistert. Damit ändert sich primär nicht sein Leben, sondern auf einer Metaebene seine Sichtweise darüber. Mit der neuen Sichtweise fühlt er sich besser.

5.1.8 Sinnangebote

Nach der Systemtheorie ist Sinn ein generelles Medium für psychische und soziale Systeme und »erscheint in Form eines Überschusses von Verweisungen auf weitere Möglichkeiten des Erlebens und Handelns« (Luhmann 1984, S. 93). In der Sinndimension »Zeit« kann Geschichte konstituiert werden, indem aus der Komplexität der Vergangenheit und der möglichen Zukunft bestimmte Ereignisse ausgewählt und zu einer Geschichte verbunden werden (a. a. O., S. 118). Solche Geschichten und Erzählungen helfen, die Widersprüche und Konflikte des sozialen Lebens in unserer Kultur zu ertragen (Bruner 1990). Das gilt sowohl für die Menschheitsgeschichte als auch für individuelle Lebensgeschichten. Sinn ist wichtig für die Ausbildung des Selbst und der Selbstdefinition in Beziehungen.

Menschen suchen aus der Vergangenheit bestimmte Lebensereignisse aus, die sie zu einer für sie stimmigen »Sinn«-vollen Lebensgeschichte verbinden. So fokussieren manche nur auf ihre Misserfolge und konstruieren sich daraus eine Geschichte des Scheiterns. Andere ignorieren die Misserfolge und bilden aus positiven Ereignissen eine Erfolgsgeschichte oder überzeichnen diese sogar als Hochstapler. Sinn wird geschaffen, wenn den Ereignissen Bedeutung gegeben werden kann.

Das Auftreten einer psychotischen Episode und die nachfolgende Klinikbehandlung werden oft als unverstehbar und traumatisierend erlebt. Der Patient erfährt Sinn, wenn er in der Interaktion mit anderen (z. B. dem Therapeuten) die Psychose biografisch einordnen kann und eine kohärente und stimmige Lebensgeschichte für sich konstruiert, in der er als aktiv Handelnder vorkommt. Dadurch steigt sein Selbstwertgefühl und Selbstbewusstsein. Er wird zufriedener und kann sich auch mit den nicht beeinflussbaren Bereichen seines Schicksals abfinden.

Methodisch sind bei der Sinnsuche vor allem narrative Vorgehensweisen hilfreich (s. Abschnitt 5.5.2.).

5.1.9 Störung problematischer zirkulärer Prozesse

Die Beschreibung zirkulärer Prozesse ist schon immer ein wichtiger Bestandteil der systemischen Therapie gewesen. In der frühen systemischen Ära hatten solche Beschreibungen den Anspruch von Objektivität; man entwickelte Strategien, um als pathologisch angesehene Verhaltens- und Kommunikationsmuster zu stören und gesündere zu ermöglichen. In diesem therapeutischen Wahrheitsanspruch der Kybernetik erster Ordnung steckte die Gefahr, dass Patienten oder ihre Familien in eine Richtung gedrängt wurden, in die sie nicht gehen wollten, und es wurden Risiken von Veränderungen oft außer Acht gelassen.

Mit der Einführung des Konstruktivismus und der Kybernetik zweiter Ordnung wurde der Wahrheitsanspruch der Therapeuten aufgegeben, und die Wirklichkeitskonstruktionen und Ziele der Klienten rückten in den Vordergrund. Das Beschreiben zirkulärer Prozesse im sozialen oder psychischen System des Patienten gilt nun als hilfreiche therapeutische Wirklichkeitskonstruktion ohne Wahrheitsanspruch, also als Hypothese, die nützlich oder nicht nützlich zur Erreichung der Ziele des Klienten sein kann.

Unter dieser Prämisse ist die therapeutische Arbeit mit zirkulären Beschreibungen weiterhin ein elementarer Bestandteil der systemischen Therapie. Eine effektive Störung solcher Prozesse kann erfolgen, indem man sie als Hypothese formuliert und benennt; man kann das Muster mit einer paradoxen Intervention verordnen oder man kann Vor- und Nachteile des Musters und mögliche Alternativen erörtern. Der Klient oder seine Familie kann der Hypothese zustimmen oder sie ablehnen; in beiden Fällen ist der vorher unbewusst ablaufende zirkuläre Prozess gestört und kann sich nicht mehr abspielen, ohne dass die Betroffenen daran denken müssen (vgl. das Fallbeispiel in Abschnitt 5.5.1, dritte Sitzung).

Wie die Klienten auf eine solche Störung zirkulärer Prozesse reagieren, kann prinzipiell nicht vorausgesagt werden, weil sich nach der Systemtheorie deren psychisches und soziales System nach jeweils eigenen Gesetzmäßigkeiten neu organisieren. Durch die Störung alter Muster erhält das Klientensystem aber eine Chance, neue und bessere Lösungen für Probleme zu finden. Über den Erfolg entscheidet letztendlich der Patient oder seine Familie.

Voraussetzung für diese Vorgehensweise ist ein Auftrag mit Erlaubnis des Patienten, seine Muster zu stören, und ein vorheriges gemeinsames Abwägen der Chancen und Risiken von Veränderung infolge der Therapie.

5.2 Schwerpunkte bei Schizophrenien

5.2.1 Wiedereinführung des Exkommunizierten

Häufig werden Patienten, die längere Zeit »verrückt« kommunizieren, aus der familiären Kommunikation ausgeschlossen, d. h. exkommuniziert. Familienangehörige übernehmen dann für sie die Verantwortung. An den Klienten gestellte Fragen werden von den Angehörigen beantwortet, weil sie ihm eine Antwort nicht zutrauen. Um ihn wieder in die Kommunikation einzuführen, helfen folgende Methoden (Retzer 2004):

Man sollte *vernünftig mit dem verrückt kommunizierenden Patienten reden,* auch wenn dies oft mühsam wird.

Eine *therapeutische Entkoppelung von Verständlichkeit und Absicht* eröffnet die Option, auch dem unverständlichen Verhalten Absicht zu unterstellen. Die Familie entlastet den Patienten von Verantwortung, wenn sie die verrückte und unverständliche Kommunikation auf die (nicht beeinflussbare) Krankheit zurückführt; Unverständlichkeit wird als krankheitsbedingt und nicht beabsichtigt angesehen; nur einem verständlichen Verhalten wird Absicht unterstellt. Der Therapeut hingegen kann gegenüber dem Patienten feststellen, dass er sicherlich gute und prinzipiell verstehbare Gründe habe, sich aktuell verrückt und unverständlich zu äußern und zu verhalten, auch wenn diese Gründe vom Therapeuten und der Familie derzeit noch nicht verstanden worden seien.

In einer *Metakommunikation* über das therapeutische Gespräch wird der Patient als gleichwertiger Kommunikationspartner aufgewertet. Der Therapeut sieht das verrückte Verhalten dabei als Fähigkeit an, von der der Patient Gebrauch machen kann oder auch nicht.

> *»Wir haben nun recht vernünftig miteinander gesprochen. Kommt das bei Ihren Gesprächen in der Familie oft vor? In welchen Situationen reden Sie vernünftig mit der Familie? Wann nicht? Was müsste der Vater tun, damit Sie ihm verrückt antworten?«*

5.2.2 Diachronisierung der synchronen Zeitorganisation

Bei einer Ambivalenz zwischen unterschiedlichen Aufträgen der Eltern und der Tendenz, es beiden gleichzeitig recht machen zu wollen (synchrone Zeitorganisation), kann eine Diachronisierung durch Einführung eines zeitlichen Nacheinander in einem Ritual erreicht werden.

> *»Verhalten Sie sich montags, mittwochs und freitags immer so, wie Ihre Mutter es von Ihnen erwartet. Dienstags, donnerstags und samstags verhalten Sie sich entsprechend den Erwartungen Ihres Vaters. Sonntags haben Sie frei. Beobachten Sie Unterschiede.«*

5.2.3 Veränderungsneutralität

Bei Veränderungen des Lebens sind die Folgen im Voraus nur schwer abschätzbar und immer mit Risiken verbunden, die der Betroffene dann zu verantworten hat. Gerade davor haben schizophrene Patienten und ihre Familien eine besondere Angst. Therapeutisch ist deshalb eine Veränderungsneutralität besonders wichtig (vgl. Abschnitt 5.1.5).

5.2.4 Behutsames Ertragenlernen von Schuld und Fehlern

Die Konfliktvermeidung des Patienten sollte positiv konnotiert werden. Man sollte immer wieder nachfragen, ob der Patient denn wirklich schon bereit sei, Konflikte zu ertragen. Gerade angesichts der möglichen Konsequenzen von Konfliktlösungen kann man paradox ein *bewusstes Verschieben von Konfliktlösungen* empfehlen, z. B. bis auf Weiteres oder bis zur nächsten Sitzung.

Häufig wollen Patienten um jeden Preis Fehler vermeiden, um eine harmonische Beziehung zu ihren Mitmenschen zu erreichen oder zu erhalten. Wenn im Gespräch deutlich wird, dass sie unter dem dadurch erzeugten Leistungsdruck oder unter der Zurückstellung ihrer eigenen Bedürfnisse sehr leiden, kann man sie fragen, ob sie eine Änderung wünschen, und die Risiken einer Änderung durchsprechen. Zum Beispiel könnte dann die Familie verärgert oder der Chef unzufrieden sein. Falls trotzdem eine Änderung gewünscht wird, kann man die paradoxe Aufgabe geben, in einer anonymen Umgebung Fehler mit geringem Risiko schwerwiegender Folgen zu üben. Diese paradoxe Aufgabe bringt den Patienten zwangsläufig in eine Lage, in der er sich gegenüber irgendjemandem schuldig macht: entweder gegenüber demjenigen, bei dem er das Fehlermachen übt, oder gegenüber dem Therapeuten, wenn er die Aufgabe nicht ausführt. So lernt er in jedem Fall, dass er fehlerhaftes Verhalten, das Konflikte nach sich ziehen kann, »überlebt«.

> *»Bis zur nächsten Sitzung üben Sie in anonymer Umgebung ein paar Mal ein fehlerhaftes Verhalten in Situationen, die weder für Sie noch für andere ein großes Risiko darstellen dürfen. Sie können sich zum Beispiel dumm stellen und in Stuttgart in der Fußgängerzone Passanten fragen, wo es nach Stuttgart geht. Oder Sie können gegen gesellschaftliche Regeln verstoßen und sich an einer Warteschlange vorbeidrängen. Sie sollten das aber auf keinen Fall dort tun, wo Sie bekannt sind, sondern in einer völlig anonymen Umgebung. Üben Sie zuerst eine leichtere Version, wenn Sie sich zum Beispiel mit einer Flasche Shampoo vorbeidrängen. Der nächste Schritt könnte dann sein, dies mit einem vollen Einkaufswagen zu tun. Die Aufgabe ist eine Beobachtungsaufgabe: Beobachten Sie die unterschiedlichen Reaktionen der Menschen, an denen Sie sich vorbeidrängen, und gleichzeitig,*

wie es Ihnen dabei geht. Wie Sie die Situation nach einigen Minuten auflösen, ist egal. Sie können dann entweder vorne bleiben, obwohl die anderen schimpfen. Oder Sie können sich danach hinten anstellen. Oder Sie können sagen: ›Das war nur eine Aufgabe meines Therapeuten‹.«

5.2.5 Erfragen der psychotischen Logik

Wenn der Patient über innere Stimmen berichtet, können diese akustischen Halluzinationen als Wirklichkeitskonstruktion des Patienten erfragt und als solche wertgeschätzt werden. Implizit oder explizit sollte deutlich sein, dass der Therapeut selbst natürlich eine andere Wirklichkeitskonstruktion hat und die »verrückten« Angaben des Patienten weder nachvollziehen noch bestätigen kann.

Zur systemischen Haltung bei der Angabe von akustischen Halluzinationen möchte ich ein Beispiel aus einer Therapiesitzung mit einem schizophrenen Patienten anführen.

THERAPEUT: »Aber das ist ja schon interessant. Wie schaffen Sie es denn, sich einzuklinken? Das ist ja nicht so das Alltägliche. Und Sie sagen, Sie klinken sich da irgendwie ein …«

PATIENT: »Ja.«

THERAPEUT: »… und schaffen es, die zu hören? Wie schaffen Sie das? Das ist ja eine außergewöhnliche Leistung.«

PATIENT: »Ja, also ich höre zum Beispiel auch, was meine Nachbarn gegenüber miteinander reden […].«

THERAPEUT: »Aber wie schaffen Sie es denn, sich da einzuklinken?«

PATIENT: »Ich weiß es nicht, […] ich klinke mich unbewusst ein. Ich kann sogar hören, wenn ich 20 km vom Geschäft weg bin, wo ich arbeite,

… kann ich immer noch mit unserer Telefonistin weiter reden. […] Das ist aber auch vielleicht ein Segen, aber auch etwas Negatives […]. Ich habe halt versucht, auch zu überprüfen, ob es wirklich so ist oder ob es nur die Psychose ist.«

THERAPEUT: »Und?«

PATIENT: »Also manchmal ist es wirklich so. Und manchmal ist es auch die Psychose, wenn ich mit mir selber rede und so. Und deswegen bin ich auch unsicher in dieser Welt [...].«

THERAPEUT: »Aber wenn das ein Segen ist? Sie sagen ja, es ist manchmal ein Segen. Wieso wollen Sie es dann wegkriegen?«

PATIENT: »[...] Das ist nicht wegzukriegen, weil es ja Realität ist ..., aber halt damit umzugehen [...], versuche ich das halt in Griff zu kriegen ..., das sag ich halt mal so.«

THERAPEUT: »Aber was wollen Sie ›in Griff kriegen‹, wenn es ein Segen ist?«

PATIENT: »In Griff kriegen das Negative ..., der Segen ist okay, damit bin ich einverstanden, aber nicht, dass ich das unbewusst dann mache.«

THERAPEUT: »Also Sie wollen das Positive, aber nicht das Negative?«

PATIENT: »Richtig.«

[...]

PATIENT: »Ich kann sogar mit meiner Familie in Italien reden ..., also nicht direkt von hier nach Italien, was jetzt passiert zum Beispiel, sondern einfach mit meinen erfahrenen Gedanken.«

THERAPEUT: »Da sparen Sie ja das Telefon.«

PATIENT: (lacht) »Sozusagen.«

5.3 Schwerpunkte bei schizoaffektiven Störungen

5.3.1 Störung des Entweder-oder-Musters

In der systemischen Therapie schizoaffektiver Störungen liegt der Schwerpunkt in einer Störung des meistens beobachtbaren Entweder-oder-Musters und der in der Regel harten Wirklichkeitskonstruktionen. Man kann im Gespräch Lösungen nach dem Sowohl-als-auch-Muster oder dem Weder-noch-Muster anbieten und hypothetisch die Möglichkeit durchsprechen, Konflikte unentschieden zu lassen oder nicht zu lösen, ohne dass das die Bedeutung einer Niederlage bekommt.

5.3.2 Soziale Neutralität

In der Therapie wird der Therapeut immer wieder eingeladen, bei familiären Meinungsverschiedenheiten oder Streit Partei für den Patienten und seine Meinung zu ergreifen. Dann ist eine soziale Neutralität wichtig (vgl. Abschnitt 5.1.5).

5.3.3 Pragmatische Lösungen

Die konfliktreichen Muster können durch pragmatische Lösungen gestört werden, die Extrempositionen verlassen und sich an der Nützlichkeit orientieren. Konflikte werden dabei enttotalisiert. So müssen Entscheidungen nicht bis ans Lebensende gelten, sondern für einen begrenzten Zeitraum. Man kann mit der einen oder anderen Lösungsidee experimentieren und beobachten, was sich bewährt.

> *»Treffen Sie Ihre Entscheidung in dieser Frage vorerst nur bis zu unserer nächsten Sitzung! Beobachten Sie, wie Ihre Familie reagiert und wie es ihnen mit dieser Entscheidung geht!«*

5.3.4 Gesplittete Botschaften

Durch das Stellen zirkulärer Fragen und durch das Vermeiden von Antworten stört der Therapeut die Wirklichkeitskonstruktion der Familie, es gäbe objektiv richtige Sichtweisen und Positionen. Ähnliches wird durch gesplittete Botschaften (Team-Splitting) erreicht. Dabei dient das Team als Modell dafür, dass man auch mit unterschiedlichen Meinungen zusammenarbeiten kann und nicht ums Rechthaben kämpfen muss.

> *»Wir haben gerade im Team über Ihr Problem diskutiert und konnten uns nicht einigen; ein Teil der Kollegen meinte, Sie sollten ...; andere Kollegen hielten das aber für falsch und empfahlen stattdessen ...«*

Arbeitet der Therapeut nicht im Team, könnte er die gesplittete Botschaft mit seiner eigenen Ambivalenz begründen.

> *»Ein Teil in mir denkt, Sie sollten ...; ein anderer Teil in mir ist*

aber skeptisch, ob das der richtige Weg ist; dieser Teil würde Ihnen … empfehlen.«

5.3.5 Herstellen einer Außenperspektive

Eskalierenden Konflikten mit den damit einhergehenden massiven Affekten kann man durch Herstellen einer Außenperspektive begegnen:

»Angenommen ich würde den besten Freund Ihrer Familie fragen, wie er Ihre Beziehung sieht, was würde er mir sagen? Angenommen ein Kameramann hätte bei Ihnen einen Film gedreht, was wäre jetzt auf dem Film zu sehen?«

Eine Außenperspektive kann auch durch zirkuläre Fragen über negative Interaktionszirkel erreicht werden:

An den Mann: »Was müssten Sie tun, damit Ihre Frau wieder das tut, was Sie beklagen? Wie würden Sie dann reagieren und wie daraufhin Ihre Frau?« An die Frau: »Was müssten Sie tun, wenn Sie das Verhalten Ihres Mannes, das Sie stört, provozieren wollten? Wie würden Sie danach reagieren?«

5.3.6 Umgang mit Extrempositionen

Wenn der Therapeut bei Konflikten die Extrempositionen besetzt, kann der Patient oder seine Familie leichter mittlere Positionen einnehmen. Damit werden die Optionen des Patienten und seiner Familie erweitert und es wird die Möglichkeit eines Sowohl-als-auch zwischen den Extremen Macht – Ohnmacht eröffnet.

»Was halten Sie für wahrscheinlicher: dass Ihre Frau Sie umbringt oder dass Sie Ihre Frau umbringen?«

Bei affektiv geladenen Gesprächen kann eine Dissoziation von den Gefühlen durch eine schnelle Fokusverschiebung mit Themenwechsel erreicht werden.

In der Familie kann man fragen, was wer tun müsste, um den Patienten zu einem Klinikaufenthalt zu bewegen.

5.4 Kontexte

5.4.1 Auftragsklärung und Kontext

Auftragsklärung

Zu Beginn der Hilfeleistung sollte eine Auftragsklärung (Ruf 2005; 2013) erfolgen. Dabei gilt es, die explizit geäußerten und die implizit über Verhaltensweisen ausgedrückten Wünsche des Patienten oder Auftraggebers zu beachten. Es ist zu klären, wie viel Verantwortung der Patient für sich übernimmt und in welchem Kontext er sich Hilfe erwartet. In Abhängigkeit von seiner Wirklichkeitskonstruktion über das vorliegende Problem kann er unterschiedliche Aufträge explizit oder implizit äußern. Man sollte ihm kundenorientiert (Schweitzer 1995) bei seiner Wirklichkeitskonstruktion begegnen und seinen Wünschen nachkommen, sofern das möglich ist.

> Die 22-jährige Frau K. hatte bereits zwei psychotische Episoden mit der Diagnose einer Schizophrenie hinter sich. Sie wünschte eine medikamentöse Behandlung und die Besprechung ihrer »Frühwarnsymptome« vor Beginn einer psychotischen Episode. Obwohl sie die Frühwarnsymptome, wie Schlafstörungen, schon kannte, ging ich auf ihre Wünsche ein und bot eine Einzeltherapie an (mehr zu diesem Fallbeispiel siehe auch in Abschnitt 5.5.6).

Die Behandlung psychischer Störungen erfolgt in bestimmten Kontexten. Der Kontext ist maßgeblich dafür, welche Bedeutung einem bestimmten Verhalten zugeschrieben wird. Unsere Gesellschaft und das Gesundheitswesen geben gewisse Kontexte vor, in denen die Tätigkeit professioneller Helfer erfolgt. Aufgabe der Helfer ist es, Krankheiten zu heilen oder zu lindern und die Gesellschaft vor bestimmten schädigenden Verhaltensweisen einzelner Kranker zu schützen. Dabei werden Krankheiten, die mit Funktionsdefiziten (vgl. Abschnitt 1.1) einhergehen, postuliert und anhand entsprechender Kriterien definiert. Eine Krankheitsdefinition ist Voraussetzung für eine Finanzierung der Maßnahmen durch das Gesundheitssystem. Von den Professionellen wird eine Behandlung der krankheitsbedingten Defizite und eine Kontrolle selbst- und fremdgefährdender Verhaltensweisen gefordert.

Die im Folgenden beschriebenen Kontexte können sich überschneiden und gleichzeitig oder auch nacheinander vorliegen.

Normativer Kontext

Falls der Patient Suizidalität oder Fremdgefährdung nicht explizit ausschließt, Suizidabsichten äußert oder ein Verhalten zeigt, das auf eine Selbst- oder Fremdgefährdung schließen lässt, sind aus ethischen und rechtlichen Gründen Maßnahmen zum Schutz vor (selbst)destruktivem Verhalten notwendig; diesen Kontext nenne ich *normativen Kontext;* Entscheidungen erfolgen nach den Grundsätzen des Rechtssystems und können z. B. zu einer Zwangseinweisung in eine psychiatrische Klinik unter Hinzuziehung der Polizei führen (Ruf 2005; 2013). Der Klient übernimmt dann keine Verantwortung für sein Leben, oder diese Verantwortung wird ihm vom sozialen System abgesprochen.

> Bei dem 32-jährigen Herrn J. war vor drei Jahren eine paranoid-halluzinatorische Schizophrenie diagnostiziert worden. Aktuell hatte er vor drei Tagen die neuroleptische Medikation abgesetzt, hatte dann wahnhafte Beeinträchtigungsideen geäußert und war weggelaufen. Nachdem man ihn wiedergefunden hatte, wurde er von der Mutter in unsere Praxis gebracht. Er wirkte sehr angespannt und ängstlich, schaute starr vor sich hin, reagierte nicht auf Fragen, war nicht zu einer sprachlichen Äußerung zu bewegen (»mutistisch«) und ließ die Vermutung aufkommen, dass er auf innere Stimmen hörte. Eine Selbst- und Fremdgefährdung war anzunehmen. Er ging mit den herbeigerufenen Sanitätern freiwillig zum Krankenwagen und in die Klinik. Bei seiner Weigerung hätte die Polizei gerufen werden müssen.

Ein Wunsch nach einer Begutachtung oder einem Attest bedingt ebenfalls einen normativen Kontext. Dann geht es nicht um Behandlung, sondern um Attestierung eines angenommenen Defizits, z. B. als Voraussetzung für soziale Vergünstigungen. Da die Gesellschaft bzw. das Gesundheitswesen bei Krankheiten von einer Beeinträchtigung von Funktionen (vgl. Abschnitt 1.1) ausgeht und entsprechende Richtlinien für Begutachtungen entwickelt hat, muss sich der Gutachter entsprechend des Auftrags an diesen Richtlinien orientieren.

Der systemischen Zielsetzung, die Denk- und Handlungsoptionen des Patienten zu erweitern, kann dadurch Rechnung getragen werden, dass die Möglichkeit einer Psychotherapie oder Familientherapie (im Problemlösekontext, s. u.) angeboten wird, die der Patient evtl. zu einem späteren Zeitpunkt in Anspruch nehmen kann.

Krankheitskontext

Die explizit geäußerten Wünsche und das Verhalten des Patienten können ausdrücken, dass er ein Medikament oder eine unterstützende Maßnahme wegen eines angenommenen Defizits möchte. Unser Gesundheitswesen kommt diesen Wünschen entgegen, indem es symptomatisches Verhalten auf eine Krankheit, also auf ein Defizit, zurückführt[5], sodass entsprechende (z. B. medikamentöse) Maßnahmen zum Ausgleich des Defizits nach den entsprechenden Richtlinien erforderlich erscheinen; das ist der *Krankheitskontext;* Entscheidungen müssen nach den gesellschaftlichen Vorgaben und nach den Grundsätzen des Gesundheitssystems erfolgen (Ruf 2005; 2013).

Falls der Klient ein psychisches oder organisches Defizit annimmt und durch psychiatrische oder sozialpsychiatrische Maßnahmen eine Erleichterung erreichen möchte, wird er eher passiv bleiben wollen und vom Behandler aktive Maßnahmen erwarten, die dann im Krankheitskontext erfolgen. Der Patient zeigt eine Verantwortungsübernahme für sich und sein Leben, sodass eine akute Gefährdung gering erscheint. Gegebenenfalls kann die Frage der Gefährdung mit dem Patienten besprochen werden und, falls notwendig, mit seiner Zustimmung eine Krankenhauseinweisung erfolgen.

Das systemische Vorgehen im Krankheitskontext richtet sich kundenorientiert nach den Wünschen des Patienten oder Klienten. Systemisches Vorgehen kann hier auch eine defizitorientierte Sichtweise als nützlich ansehen, sodass dann Maßnahmen ergriffen werden, um

5 In der ICD-10 bezeichnet man mit psychischer Störung einen »klinisch erkennbaren Komplex von Symptomen oder Verhaltensauffälligkeiten […], der […] mit Belastung und mit Beeinträchtigung von Funktionen verbunden« ist (Dilling Mombour u. Schmidt 1993, S. 23).

das angenommene Defizit auszugleichen, z. B. die Verordnung eines Neuroleptikums nach den Richtlinien der Psychosenbehandlung. Falls der Patient jedoch andere Sichtweisen kennenlernen möchte, um mit der Belastung oder deren Auslöser besser umzugehen, kann man ihm therapeutische Gespräche anbieten. Damit eröffnet man in neutraler Weise Optionen für Maßnahmen im Problemlösekontext (s. u.).

Problemlösekontext

Es könnte sein, dass der Patient die Störung als ein Problem ansieht, an dessen Lösung er mit professioneller Hilfe arbeiten möchte, sodass sich eine systemische Therapie direkt anbietet. Ihm kann dann ressourcenorientiert die Fähigkeit unterstellt werden, dieses Problem mithilfe des Beraters lösen zu können; diesen Kontext nenne ich *Problemlösekontext;* therapeutische Entscheidungen werden nach den Kriterien »nützlich« oder »nicht nützlich« gefällt, wobei letztendlich der Patient und nicht der Therapeut entscheidet, was als nützlich gilt (Ruf 2005, 2013).

Wenn der Klient von einem lösbaren Problem ausgeht, Verantwortung übernimmt und aktiv an einer Problemlösung mitarbeiten möchte, wird er Ansprechpartner suchen, die im Problemlösekontext Hilfe anbieten, z. B. einen Mitarbeiter des Sozialpsychiatrischen Dienstes, eine Beratungsstelle, einen Psychotherapeuten oder einen Seelsorger. Diese Verantwortungsübernahme für die Problemlösung ist normalerweise kombiniert mit einer Verantwortungsübernahme für das eigene Leben, sodass eine akute Selbst- oder Fremdgefährdung unwahrscheinlich wird. Die Frage der Gefährdung kann im Gespräch thematisiert und abgeklärt werden. Schätzt der Klient sich selbst als gefährdet ein, wird er einer Krankenhauseinweisung zum eigenen Schutz normalerweise zustimmen.

Ausgangspunkt der Therapie sind die Ziele des Patienten, die direkt erfragt werden können. Basierend auf der Annahme, dass die Wirklichkeitskonstruktion des Patienten wesentlich zum Problem beiträgt, sollte diese eingehend exploriert werden.

5.4.2 Stationäre Behandlung

In der psychiatrischen Klinik (Ruf 2013) sind normativer Kontext, Krankheitskontext und Problemlösekontext gleichermaßen möglich und können beim selben Patienten gleichzeitig oder abwechselnd vorliegen. Eine teilstationäre oder stationäre Behandlung ist indiziert, wenn das ambulante Setting nicht ausreicht. Die dadurch erreichte räumliche Distanz zwischen Patient und Familie kann familiäre Spannungen reduzieren, somit eine Entlastungsfunktion im Familienleben einnehmen, und außerdem von der Arbeit entlasten.

Eine systemisch arbeitende Klinik unterscheidet sich im Umgang mit den Patienten von einer konventionell arbeitenden Klinik (vgl. SYMPA-Projekt, Schweitzer u. Nicolai 2010). Sie bietet einen Schonraum, in dem neue Verhaltensweisen erlernt und geübt werden können. Nach einer Auftragsklärung mit Patient und Angehörigen erfolgt ein Genogramminterview zur Entwicklung eines systemischen Fallverständnisses. Die Behandlung umfasst neben systemischen Einzelgesprächen auch Gruppentherapie, Familiengespräche und systemische Kooperationsgespräche (Keller 2002) zwischen den professionellen Helfern verschiedener in der Klinik tätiger Berufsgruppen, den Patienten und Angehörigen. Ziel dieser Gespräche sind bessere zukünftige Lösungen für den Patienten. Die im Krankheitskontext vorherrschende Unterstützung durch soziale und medizinische Maßnahmen stellt in schweren Lebenskrisen eine vorübergehende wichtige Hilfe dar, bis der Patient wieder selbst lernt, Verantwortung für sich zu übernehmen. Für manche Patienten wird die Klinik vorübergehend zum Ersatz für andere soziale Kontakte. Schließlich ist die Klinik in der Lage, durch eine geschlossene Unterbringung eine soziale Kontrolle über selbst- oder fremdgefährdendes Verhalten des Patienten effektiv durchzusetzen. Über Medikamente, Diagnosen und Freiheitseinschränkungen wird mit dem Patienten verhandelt. Bei Bedarf wird eine Behandlungsvereinbarung über zukünftige Wiederaufnahmen verfasst. Der Patient darf den Entlassbrief lesen und eventuell auch darauf Einfluss nehmen.

5.4.3 Behandlung mit Medikamenten

Eine Behandlung mit Medikamenten ist normalerweise dem Krankheitskontext zuzuordnen. Es hat sich bewährt, gegenüber dem Patienten folgende systemische Haltung einzunehmen und gegebenenfalls explizit zu formulieren (Ruf 2013): Medikamente helfen relativ schnell symptomatisch, lösen aber direkt keine sozialen Probleme. Gespräche können helfen, Probleme zu lösen, wirken aber nicht schnell und primär nicht symptomatisch. Der Patient soll selbst entscheiden, ob er das eine, das andere oder beides möchte. Wenn ein Patient Medikamente erwartet, ist es sinnvoll, nach medizinischen Kriterien ein Psychopharmakon anzubieten.

Der 40-jährige Herr U. berichtete über Beeinflussungserlebnisse, die seit einem halben Jahr bestünden. Eine Sekte würde ihn verfolgen. Man habe geruchloses Gas in seine Wohnung geleitet, und er spüre elektromagnetische Wellen auf seiner Haut, der Zahnarzt habe ihm etwas in den Rachen gespritzt. Wegen nicht auszuschließender Selbstgefährdung wies ich Herrn U. zwangsweise in die psychiatrische Klinik ein. Mit einer neuroleptischen Medikation wurde er von dort am Folgetag wieder entlassen. Nach einigen Sprechstundenterminen wünschte er eine Psychotherapie. Im ersten Therapiegespräch sah er sich als Opfer der Traumaforschung und wollte »Traumata abschütteln«. Ich stellte klar, dass Therapiegespräche nicht helfen könnten, wenn er Opfer der Traumaforschung sei; falls in den Gesprächen aber herauskomme, dass seine Opfertheorie nicht stimme, hätte er im letzten halben Jahr falsch gelebt; er solle überlegen, ob er gegebenenfalls eine solche Erkenntnis verkraften würde. Im zweiten Therapiegespräch beharrte er auf seine Traumatisierungstheorie; außerdem strebe er eine Frühpensionierung an; er erlebe das Neuroleptikum als hilfreich. Die Psychotherapie wurde beendet. Wegen seiner Symptome zog er zu seinen Eltern zurück, wo kurz zuvor der jüngste Bruder ausgezogen war. Die Eltern litten nun nicht mehr unter dem Alleinsein, und auch Herrn U. ging es zunehmend besser. Bei einem Familientherapiegespräch wurde die mögliche Funktionalität der Symptome für die Familie besprochen, aber es bestanden weder vonseiten der Familie noch von der Seite des Patienten Änderungswünsche. Seitdem lebt er zurückgezogen und antriebsarm, arbeitet nicht, ist mit Hartz IV zufrieden und nimmt niedrig dosiert Olanzapin. Eine Veränderungsmotivation besteht nicht. Er ist mit seinem Leben zufrieden. Offenbar waren die positiven Effekte des Krankheits- und Behandlungskonzepts so schwerwiegend, dass keine attraktiven Alternativen angeboten werden konnten. Zusammenfassend hatte Herr U. sein wichtigstes Ziel, nicht arbeiten zu müssen, erreicht. Weitere Probleme, die in einer Therapie hätten gelöst werden können, sah er nicht. Die Medikamentenbehandlung entspricht in diesem Fall einer kundenorientierten systemischen Haltung.

Manche Patienten leiden stark oder zeigen akute psychotische Symptome. In solchen Fällen ist es sinnvoll, eine rasch wirkende medikamentöse Behandlung zu empfehlen und zusätzlich längerfristig die prinzipielle Möglichkeit einer Psychotherapie anzubieten. Wenn Patienten bezüglich der Psychotherapie unschlüssig sind, kann man ihnen die Aufgabe geben zu beobachten, ob es in ihrem Leben Hinweise gibt, dass Gespräche helfen könnten; in diesem Fall könne man ein Vorgespräch anbieten.

Im Falle einer sozialen Kontrolle mit Behandlungsauflage durch eine öffentliche Instanz, z. B. das Vormundschaftsgericht, ist die Wahlmöglichkeit des Patienten eingeschränkt.

5.5 Methoden

5.5.1 Zirkuläre Fragen

Prinzipien zirkulärer Fragen

Das zirkuläre Befragen ist ein wesentlicher Bestandteil der systemischen Therapie. Von der Mailänder Gruppe eingeführt (Selvini Palazzoli et al. 1981), wurden von den Familienmitgliedern Informationen über ihr Verhalten untereinander erfragt. Heute werden aber auch die unterschiedlichsten systemischen Fragetechniken unter dem Begriff »zirkuläres Fragen« zusammengefasst. »Da das Verhalten von Menschen nicht von dem bestimmt wird, was andere Leute tatsächlich denken, sondern von dem, was sie denken, was die anderen denken, empfiehlt es sich, ganz direkt und ungeniert nach Vermutungen und

Spekulationen über andere zu fragen« (Simon u. Rech-Simon 2004, S. 21). Mit zirkulären Fragen werden zirkuläre Prozesse erfragt und damit Informationen gewonnen. Aber auch die Erzeugung und Verdeutlichung von Unterschieden stellt eine Form des zirkulären Fragens dar, weil ein Unterschied in psychischen und sozialen Systemen als potenzielles Glied zirkulärer Interaktionen in sich selbst zirkulär sein kann »Grundsätzlich definiert ein Unterschied immer eine Beziehung zwischen Kategorien, Phänomenen oder Einheiten, die gerade unterschieden werden. Diese Beziehung wiederum ist immer reziprok und daher immer zirkulär. Ist *er* beispielsweise aufgeweckter als *sie,* dann ist sie schwerfälliger als er« (Tomm 1994, S. 101, Hervorhebungen im Original). Mit zirkulären Fragen werden Botschaften in das Patientensystem eingebracht, sodass das Fragen selbst zur therapeutischen Intervention wird. In der Metakommunikation über das Verhalten oder über vermutete Erklärungen und Bewertungen anderer Personen werden die Wirklichkeitskonstruktion des Patienten bzw. seiner Familie exploriert und neue Wirklichkeitskonstruktionen angeboten, um die Denk- und Verhaltensoptionen des Patienten oder seiner Familie zu erweitern.

In diesem Buch sollen als »zirkuläre Fragen« alle Fragen verstanden werden, die sich auf zirkuläre Prozesse im psychischen oder sozialen System beziehen, also Fragen bezüglich der Wirklichkeitskonstruktionen, der familiären und sozialen Bezüge des Patienten wie auch des therapeutischen Systems.

Mit zirkulären Fragen können folgende Bereiche exploriert werden:

1) Auftragsklärung und Wirklichkeitskonstruktion:
»Wie kann ich Ihnen helfen? Welche Wünsche haben Sie an die Behandlung? Worauf führen Sie Ihr Problem zurück? Wieso ist Ihr Problem noch nicht gelöst nach Ihren früheren Psychotherapien? Was hat in diesen Therapien gefehlt? Angenommen, es gäbe eine für die Problemlösung zentrale Frage, die bisher noch nie jemand an Sie gestellt hat: Wie könnte diese Frage lauten?«

2) Möglichkeitsraum:
»Angenommen, die jetzt begonnene Therapie würde in einem Jahr mit optimalem Ergebnis abgeschlossen, wir würden uns danach wieder treffen, und ich würde Sie fragen: Was machen Sie jetzt anders? Was würden Sie antworten? Angenommen, die Therapie würde alles viel schlechter machen: Was wäre im schlimmsten Fall in einem Jahr? Angenommen, es gäbe keine Psychotherapie, weder hier noch sonst wo: Wie würde Ihr Leben weitergehen?«
3) Ressourcen:
»Was hat Ihnen in Ihrer schlimmen Kindheit die Kraft gegeben zu überleben? Wie haben Sie es geschafft, trotzdem einen Beruf zu lernen, eine Familie zu gründen und das zu werden, was Sie jetzt sind? Was haben Sie in Ihrer schwierigen Kindheit gelernt, was andere nie lernen?«
4) Zirkuläre Prozesse im psychischen System:
»Was passiert, wenn Sie x denken? Was würde passieren, wenn Sie stattdessen y denken würden? Welche Auswirkungen hätte das auf Ihr Befinden / auf Ihre Zukunftsplanung?«
5) Zirkuläre Prozesse im sozialen System (triadische Fragen):
»Wie reagiert Ihre Mutter, wenn Sie über innere Stimmen sprechen? Was macht danach der Vater? Welche Auswirkungen hat das wiederum auf Sie selbst? Wie reagieren Sie dann?«
6) Das therapeutische System:
»Angenommen, die Therapie würde so weitergehen wie in den bisherigen Sitzungen: Wie würde es dann in einem Jahr aussehen? Angenommen, ich wollte, dass die Therapie genauso wenig bringt, wie Ihre letzte Psychotherapie: Was müsste ich tun? Angenommen, ich wollte Sie verärgern und dafür sorgen, dass Sie die Therapie hier abbrechen: Wie könnte ich das ganz sicher erreichen?«
7) Rückfallprophylaxe:
»Angenommen, die bisherigen jährlichen Rückfälle in die Psychose würden im nächsten Jahr ausbleiben: Wie würde die Familie reagieren? Angenommen, Sie wollten wieder einen Rückfall pro-

> *vozieren: Was müssten Sie tun? Angenommen, Sie wollten, dass Ihre Familie Sie wieder in die Klinik zwangseinweisen lässt: Wie könnten Sie das erreichen?«*

Durch die mit diesen Fragen eingeführten neuen Ideen können bisher unbewusste Muster bewusst gemacht und die Denk- und Verhaltensspielräume erweitert werden.

Einführung von Unterschieden

Mit zirkulären Fragen werden Unterschiede in das Gespräch eingeführt, also neue Sichtweisen, neue Wirklichkeitskonstruktionen, die einen relevanten Unterschied zum bisherigen Denken ausmachen. Diese neuen Sichtweisen sollten so gestaltet sein, dass sie besser als die bisherigen Denkweisen zum derzeitigen Leben des Patienten passen und damit Lösungen für die von ihm geschilderte Problemgeschichte darstellen. In dem folgenden Fallbeispiel werden gezielt therapeutische Sequenzen hervorgehoben, in denen es um die Erzeugung von Unterschieden geht.

> Bei der 44-jährigen Frau G. mit der Diagnose einer schizoaffektiven Störung dominierte die Erzählung einer Schuldgeschichte, verbunden mit einem sozialen Rückzug und einer gedanklichen Fixierung auf ihre Problemgeschichte. Der Auftrag an die Therapie war, den Tod ihres Sohnes »aufzuarbeiten«, mehr Freude zu erleben und wieder Arbeit suchen zu können, also von Schuld und Rückzug wegzukommen.
>
> Frau G. war arbeitslos und in zweiter Ehe verheiratet. Mit ihrem zweiten Mann konnte sie nach ihren Angaben nicht über ihre Probleme reden. Ein Sohn Mike aus erster Ehe war vor vier Jahren an einer angeborenen chronischen Herzkrankheit verstorben; sie hatte ihn gepflegt, war mit ihm bei den Krankenhausaufenthalten gewesen und litt seit seinem Tod an Albträumen. Eine bei Behandlungsbeginn 16-jährige gesunde Tochter aus der ersten Ehe lebte bei ihrem Vater. Frau G. hatte im Vorjahr erstmals innere Stimmen gehört, war mehrfach in der Klinik gewesen und erhielt eine medikamentöse Behandlung von einem Kollegen.
>
> In der *ersten Sitzung* äußerte sie die Erwartung, in der Therapie die ganze Geschichte ihres Sohnes Mike aufzuarbeiten, um schmerzfreier

und mit mehr Freude leben zu können, belastbarer zu werden und wieder Arbeit suchen zu können. Sie führte ihr Problem auf die belastenden Erlebnisse mit Mikes Krankheit zurück. Sie habe immer stark sein müssen und jahrelang Angst um sein Leben gehabt, habe bisher wie verrückt gearbeitet, um das nicht spüren zu müssen. Nachdem sie nicht mehr habe verdrängen können und die Stimmen das Reden für sie übernommen hätten, habe sie sich um die Therapie hier bemüht. Die Berentung habe schon Erleichterung gebracht. Bei den bisherigen Behandlungen habe sie ihren Schmerz nie rauslassen können. Ich bot eine systemische Therapie an mit dem Ziel, den Schmerz rauszulassen und Abschied vom Sohn zu nehmen.

Die *zweite Sitzung* hatte ihre Ressourcen zum Thema, die ihr damals halfen zu »überleben«. Sie gab sich die Schuld in der (eigentlich unentscheidbaren) Frage, ob ihre Zustimmung zu einer Herztransplantation richtig gewesen sei.

THERAPEUT: »Was wäre anders, falls Sie sich die Schuld nicht geben würden?«

PATIENTIN: »Das wäre nicht richtig. Mein anderes Ich würde mich auslachen und sagen: falscher Weg.«

THERAPEUT: »Seit wann gibt es das zweite Ich?«

PATIENTIN: »Seit 14 Jahren. Da hat es mit der Spaltung angefangen. Ich habe Zwiegespräche mit dem Tod geführt, um nicht wahnsinnig zu werden.«

THERAPEUT: »Hat der Tod einen Namen?«

PATIENTIN: »Ja: ›Tod‹. Er bestimmt, ob ich fröhlich sein darf, und ist immer da.«

THERAPEUT: »In welchen Situationen haben Sie vergessen, dass es das zweite Ich gibt?«

PATIENTIN: »Wenn ich mich mit meinem Mann unterhalte. Aber das zweite Ich geht nicht weg. Es grinst und sagt, ich hätte vor dem Sohn sterben müssen … Es ist jetzt auf ein paar Zentimeter zurückgezogen im rechten Bauch … Je kleiner das Ich, desto weniger kann es durch den Schmerz wahnsinnig werden. Wenn ich es groß werden lasse, werde ich am ganzen Schmerz wahnsinnig, also verdränge ich und minimiere es. Das ist Selbstquälung …«

THERAPEUT: »Wie haben Sie es geschafft, damit zu leben?«

PATIENTIN: »Durch Arbeit, da ging die Fratze drei Jahre zurück und kam dann übermächtig. Dann kam ich in die Klinik, der Wahnsinn half mir, das zweite Ich zu lähmen.«

THERAPEUT: »Ist der Wahnsinn für Sie sozusagen eine Überlebensstrategie?«

PATIENTIN: »Ja, aber selbstquälend, je mehr ich mir innere Gewalt antue, desto mehr spüre ich mich ... Nicht essen, so habe ich mich im Griff. Bei den Geistgesprächen quält der Tod das Ich, das minimiere ich ... Selbstquälung ist die einzige Strategie, um am Leben zu bleiben.«

THERAPEUT: »Wieso wollen Sie das dann aufgeben?«

PATIENTIN: »Weil Selbstquälen nicht normal ist. Ich bin von der Gesellschaft ausgegrenzt worden. Die Gesellschaft sagt, ich sei schuldig. Im vierten Schwangerschaftsmonat (mit Mike) fragte man mich nach dem Ultraschallbild nach einem Schwangerschaftsabbruch (wegen des Herzfehlers). Die Ärzte meinten damals, man brauche keinen Abbruch zu machen, weil er bald sterben würde. Ich habe ihn dann trotzdem behandeln lassen wollen.«

THERAPEUT: »Taten Sie das aus Liebe?«

PATIENTIN: »Ja.«

THERAPEUT: »Ich gebe Ihnen die Hausaufgabe, bis zu unserer nächsten Sitzung zu überlegen, was Sie sonst noch alles aus Liebe machten.«

Die Patientin benennt mehrere innere Instanzen. Ihr »normales« Ich herrscht vor, wenn sie sich mit ihrem Mann unterhält oder arbeitet. Das »zweite Ich« gibt ihr die Schuld an dem Tod des Sohnes, sie versucht, es zu verdrängen, um nicht vor Schmerz über den Tod des Sohnes wahnsinnig zu werden. Als es dann doch übermächtig wird, helfen ihr der Wahnsinn und die Selbstquälung (ihr Ich quält sich selbst), dieses zweite Ich zu lähmen und zu überleben. Zwiegespräche mit dem Tod, der ebenfalls ihr Ich quält, schützen vor Wahnsinn. Hypothetisch könnte man meinen, dass ein Leben mit der Schuld, die sich die Patientin zuschreibt, nur durch Buße mit quälenden Todesgedanken oder Selbstquälung möglich ist; wenn das nicht ausreicht, kommt der Wahnsinn.

Methodisch wurden von mir durch mehrfache Fokusverschiebungen von einer negativen zu einer positiven Sichtweise Unterschiede eingeführt. Dadurch kamen ihre bisher vergessenen Fähigkeiten und Überlebensstrategien zur Sprache.

Die Antwort auf die Hausaufgabe kam in der *dritten Sitzung*: Sie habe aus Liebe früher die Mutter vor den Schlägen des Vaters geschützt, auf die Geschwister aufgepasst. Bei Mike sei es dann eine Hassliebe geworden, als er ihre Liebe ausnützte und sich in Gefahren brachte, indem er seine Tabletten nicht nahm.

PATIENTIN: »Ich möchte zu Mike und sterben.«

THERAPEUT: »Wieso kommen Sie dann hierher zur Therapie? Hier werden Sie keinen Weg zum Sterben erfahren.«

Diese Fokusverschiebung führte das Thema wieder zum Leben zurück.

PATIENTIN: »Ich möchte auch kämpfen und ins Leben zurück.«

THERAPEUT: »Wieso denken Sie ans Sterben?«

PATIENTIN: »Um Mike zu beweisen, dass ich ihn geliebt habe, die Verantwortung aufgeben, keine Qualen mehr, schlafen, Freude.«

...

PATIENTIN: »Ich habe immer funktionieren müssen. Jetzt gehe ich zur Mutter und dusche sie, kann nicht Nein sagen und fühle mich verantwortlich. Ich möchte durch die Therapie wieder Lebenskraft und Freude schöpfen, lernen, mich gegen die Mutter durchzusetzen und sie ins Heim zu bringen ...«

...

THERAPEUT: »Sie übernahmen Verantwortung bis zur Erschöpfung. Jetzt könnte es sein, dass die Krankheit Ihnen hilft, sich zu erholen.«

PATIENTIN: »Ich hätte am liebsten Dauerrente ... Ich habe zwei Ichs. Das eine verzeiht dem anderen nicht. Es hat angefangen bei Mike, dann habe ich angefangen, nur noch ein Leben im Kopf zu führen. Es hat schon angefangen, als der Vater die Mutter verprügelte, ich hatte Todesangst, als der Vater betrunken war. Damals habe ich die Realität weggeschoben, es kam zur seelischen Spaltung.«

THERAPEUT: »Bis zu unserer nächsten Sitzung überlegen Sie sich bitte Situationen und Orte, wo Sie sich sicher und geborgen fühlten.«

Auch in dieser Sitzung werden Unterschiede eingeführt durch Fokusverschiebungen vom Sterben auf das Leben und von negativen auf positive Aspekte der Krankheit. Ich mache ein Angebot, in ihrer Krankheit Sinn zu sehen. Neu ist ihre Information, dass sie sich schon in der Kindheit aus Angst aus der Realität zurückgezogen hatte. Sie beschreibt das mit der Metapher einer inneren Spaltung.

In der *vierten Sitzung* nannte sie den früheren und jetzt berenteten Psychiater Dr. M. als sicheren Ort, wo ihr Mut gemacht wurde. Durch die jetzige Therapie wolle sie genau so eine Begleitung.

THERAPEUT: »Woran würden Sie merken, dass Sie mich nicht mehr brauchen?«

PATIENTIN: »Wenn mit der Zeit eine Euphorie käme ...«

THERAPEUT: »Was fehlte in der Behandlung bei Dr. M., um Ihr Problem zu lösen?«

PATIENTIN: »Alle sagen, dass ich jetzt Therapie machen muss: Krankenkasse, Klinik, Familie.«

THERAPEUT: »Wie wird Ihr Leben aussehen, wenn die jetzige Therapie einmal beendet sein wird?«

PATIENTIN: »Ich möchte dann über die Krankenkasse eine Langzeittherapie, weil die hier bewilligten 25 Stunden niemals reichen, um das zu heilen.«

Ich ignorierte an dieser Stelle die Wirklichkeitskonstruktion der Patientin, nur eine lange Therapie könne helfen. Sie konnte sich zu diesem Zeitpunkt ein Leben ohne Therapie nicht vorstellen. Stattdessen versuchte ich im Folgenden, Bedingungen für Veränderung und für ein Leben ohne Therapie zu eruieren.

THERAPEUT: »Wie würden Sie ertragen, wenn nach der Therapie die Selbstquälung weg wäre?«

PATIENTIN: »Das wäre schlimm. Ich würde zu Mike in den Tod gehen.«

THERAPEUT: »Schützt die Selbstquälung vor dem Tod?«

PATIENTIN: »Ja.«

...

THERAPEUT: »Überlegen Sie sich bis zum nächsten Mal, ob oder wie Sie sich eine erfolgreiche Therapie zugestehen könnten und was das Risiko dabei wäre.«

Unter Wahrung einer Veränderungsneutralität besprach ich in dieser Sitzung mit der Patientin Chance und Risiko von Therapie und Veränderung. Wollte sie eine Therapie, um Lösungen zu finden, oder ging es ihr um eine dauerhafte Aussprachemöglichkeit, um nicht in ihrem Umfeld Ansprechpartner suchen zu müssen?

In der *fünften Sitzung* hatte sie diese Hausaufgabe vergessen. Die bisherige Therapie hier habe ihr gut getan, aber sie stelle sich die Frage, ob eine andere Therapie möglich wäre, wo sie ohne Ziele begleitet werde. Sie wolle in zwei Jahren wieder arbeiten und brauche dazu Ruhe und Auszeit. Sie habe die Behandlung ihres Sohnes an der Uniklinik nur verkraftet, weil sie in ihr zweites Ich gegangen sei und in eine Fantasiewelt, dann habe sie Stimmen gehört.

Auch in der *sechsten Sitzung* war die von ihr angenommene Notwendigkeit einer Dauertherapie erneut Thema. Den Wahnsinn abzubauen, dass ihr Kind unter der Erde liege, brauche viel Zeit. Ich sicherte ihr die Möglichkeit zu, sich hier in der Therapie auszusprechen.

Die Pflege der gehassten Mutter prägte die *siebte Sitzung*.

PATIENTIN: »Ich habe Todesangst vor der Mutter und muss sie pflegen, ich hasse sie. Das führt bei mir zu einer Beklemmung, einem Konflikt.«

THERAPEUT: »Wie kann ich Ihnen in diesem Punkt helfen?«

PATIENTIN: »... dass die Mutter in ein Heim kommt.«

THERAPEUT: »Ihr Problem ist, dass Sie ein zu guter Mensch sind. Anderen Menschen würde man raten, von der Mutter wegzubleiben. Das würden Sie aber nicht verkraften, weil Sie ein zu guter Mensch sind. Ihr Leiden ist der Preis dafür, ein guter Mensch sein zu wollen.«

Diese therapeutische Intervention beinhaltete ein positives Reframing: Problem ist nicht der Hass auf die Mutter, sondern die Tatsache, dass Frau G. ein zu guter Mensch ist. Dadurch wurde der Einsatz von Frau G. gewürdigt und das nicht lösbare Problem eines nicht aktiv änderbaren Gefühls (Hass) in ein lösbares Problem umgedeutet: Man kann sich entscheiden, in welchem Maß man ein guter Mensch sein will. Die Einführung der Metapher des Preises löste Nachdenken aus und eröffnete neue Optionen. Eine lösungsorientierte Metaperspektive auf die jetzige Therapie und auf Möglichkeiten der Verhaltensänderung folgte.

THERAPEUT: »Stellen Sie sich eine Skala vor über Ihren Zustand zwischen null und zehn. Beginn der Therapie wäre null und Ihr Therapieziel zehn. Wo wären Sie jetzt?«

PATIENTIN: »Bei eins.«

THERAPEUT: »Wie haben Sie das geschafft?«

PATIENTIN: »… die Zeit an sich und mein Wille, stärker zu sein als die Depression … Die Therapie hier ist etwas Wichtiges und Beständiges und bringt etwas.«

THERAPEUT: »Angenommen, Sie wollten morgen einen Skalenschritt weiter auf zwei. Was müssten Sie tun?«

PATIENTIN: »Ich bekomme einen Hund. Außerdem: Wenn ich keinen Druck habe, bringt das auch Erfolg. Damals bei der Arbeit war zu viel Druck.«

THERAPEUT: »Welche Möglichkeiten gibt es für Sie, Druck abzubauen?«

PATIENTIN: »Mit dem Hund Gassi gehen.«

THERAPEUT: »Was macht Druck?«

PATIENTIN: »Meine Mutter. Die Tochter macht den Führerschein, sie kam früher wegen der Krankheit von Mike zu kurz … Ich habe eine zweigeteilte Persönlichkeit gehabt; ein Teil sagte: Der Sohn frisst mein Leben. Jetzt ist es dasselbe: Die Mutter frisst mein Leben auf. Sie hat mich mit Schuldgefühlen erzogen.«

THERAPEUT: »Beobachten Sie bis zur nächsten Sitzung, welche Möglichkeiten es für Sie gibt, Druck in verschiedenen Lebenssituationen abzubauen.«

In der *achten Sitzung* freute sie sich über den neu erworbenen Hund und beschrieb dann dissoziative Zustände: An der roten Ampel ziehe sie sich bewegungsunfähig in Gedanken an ihren verstorbenen Sohn in sich zurück. Wenn die Ampel grün werde, könne sie sich in die Realität »zurückschocken«. Auch zu Hause starre sie oft bewegungsunfähig vor sich hin. Eine Fokusverschiebung zu einer positiven Sichtweise brachte meine Frage, was an diesen Zuständen gut sei. Sie antwortete, es helfe ihr beim Trauern um ihre verlorene Jugend. Als Hausaufgabe gab ich ihr das Ritual, sich täglich zehn Minuten für Trauerarbeit Zeit zu nehmen und alle traurigen Dinge aus ihrem Leben hochkommen zu lassen, um sie zu verarbeiten und zu lernen, mit der nicht änderbaren Vergangenheit zu leben; sollte sie nach zehn Minuten nicht damit abschließen können, sei das nicht problematisch, sondern würde die Effektivität der Aufgabe erhöhen; sollte sie allerdings gar nicht damit klarkommen, könne sie die Aufgabe auch bleiben lassen.

Trauerarbeit als metaphorische Beschreibung eines Rituals ist eine sehr effektive Übung, um sich mit nicht änderbaren Dingen aus Vergangenheit und Gegenwart abzufinden.

Bis zur *neunten Sitzung* war für die Mutter mit der Einschaltung der Diakonie eine gute Lösung gefunden worden. Bezüglich des verstorbenen Sohnes meinte sie, ihre Liebe zu Mike übertrage sie nun auf den Hund. Sie könne aber mit der Krankheit ihres Sohnes Mike nicht abschließen.

THERAPEUT: »Was half Ihnen damals?«

PATIENTIN: »Die Aufgabe, Mike wieder einen Tag schenken zu können. Um mich am Leben zu erhalten, baute ich eine zweite Welt auf ... dann lebte ich mehr drüben als hier ..., wo nichts mehr wehtut, ich flüchtete in eine andere Welt.«

THERAPEUT: »Wollen Sie in die reale Welt?«

PATIENTIN: »Ich kann diese Lebenslüge nicht ablegen wie eine Schlange ihre Haut. Ich habe in der Klinik keinen Willen gehabt, jetzt habe ich wieder einen Teil des Willens. Die Therapiegespräche haben das auch bewirkt ..., jetzt darf ich mir Zeit lassen.«

THERAPEUT: »... etwas für sich zu tun?«

PATIENTIN: »Ja, ich will hören, dass ich wieder kommen darf und erwünscht bin.«

THERAPEUT: »Das dürfen Sie. Sie sind erwünscht. Bis zu unserem nächsten Termin beobachten Sie, was Ihnen guttut.«

In dieser Sitzung schilderte die Patientin schon mit einer gewissen Distanz ihre »zweite Welt« als »Lebenslüge«. Sie meinte damit offensichtlich ihre Flucht in die Welt des Wahnsinns, in der sie ihre Schuldgefühle und den Schmerz abspalten und in (von ihrem Ich quasi abgetrennte) innere Stimmen verlagern konnte.

In der *zehnten Sitzung* äußerte Frau G. ihre Freude über ihren Hund, dem sie ihre Liebe gab in der Hoffnung, dass der verstorbene Mike das vom Himmel aus sehen könne. Die Therapie sah sie als »beständigen

Ankerpunkt in ihrer diffusen Welt, wie einen inneren Spiegel«. Sie lebe. Wir beschlossen, die bisher etwa vierwöchentlichen Abstände zwischen den Sitzungen zu vergrößern. Erneut waren die schwierigen Verhältnisse in ihrer Kindheit Thema: Der Vater sei nach Spanien gegangen, um keinen Unterhalt zahlen zu müssen; die Mutter habe weiterhin Kinder gemacht und vom Staat gelebt; sie selbst habe sich würdelos und ohne Wurzel gefühlt ... Sie habe auf die Geschwister aufpassen müssen und Verantwortung gehabt. Wenn verschiedene Partner die Mutter grün und blau geschlagen hätten, haben sie und andere Kinder die Polizei rufen müssen. In der Schule habe sie nichts darüber erzählen dürfen. Mithilfe der Therapie wolle sie das »in die Kiste« bringen, bis sie sich frei fühle und die Mutter sterben lassen könne. Ich empfahl ihr, der Mutter alles, was ihr auf dem Herzen liege, in einem fiktiven Brief zu schreiben, diesen aber nicht abzuschicken, sondern hier in der Therapie zu besprechen, wenn sie das wolle.

Ein fiktiver Brief, der nicht abgeschickt wird, kann ein Medium sein, die Gedanken und Gefühle zu formulieren und klarer zu ordnen.

Thema der *elften Sitzung* waren wieder Sohn und Mutter. Sie habe nicht geschafft, den fiktiven Brief an die Mutter zu schreiben. Erst seit dem psychotischen Zusammenbruch vor drei Jahren könne sie um den Sohn trauern. Ich erwiderte, dass in der Therapie die Frage bearbeitet werden könne, wie sie die nächsten Jahre in Verbundenheit mit dem Sohn verbringen könne. Ich gab die Hausaufgabe, zu beobachten, was ihr guttue und helfe, mit dem Sohn verbunden zu bleiben.

In der *zwölften Sitzung* empfahl ich ihr, ihr Umfeld so zu gestalten, dass sie nach dem Therapieende selbst klarkomme.

Bis zur *13. Sitzung* hatte mehr Stress mit der Mutter zu mehr Wirrwarr im Kopf mit inneren Stimmen geführt. Ich deutete die inneren Stimmen um als »Signal«, wenn ihr etwas nicht guttue. Den Hund erlebte sie weiterhin als hilfreich.

Die *14. Sitzung* hatte Erleichterung gebracht, nachdem die Mutter nun im Altenheim lebte. Es wurde deutlich, dass ihre Symptome als Signal sie vor Überlastung schützen konnten. Nach jeder Therapiesitzung habe sie ein Stückchen ihres »Berges« abgetragen. Nach wie vor könne sie mit ihrem Mann nicht reden.

In der *15. Sitzung* berichtete sie über mehrere neue Brieffreundschaften und die Erleichterung durch die jetzt unbefristete Rentenbewilligung. Wir sprachen über weitere Möglichkeiten, Selbsthilfegruppen und andere Kontakte zu suchen und auszubauen, um sich ein Umfeld zu schaffen, das ihren Bedürfnissen entspricht. Sie hörte nur noch ab und zu innere Stimmen bei Stress.

Es ging ihr dann gut. Bis zur *16. Sitzung* hatte sie ihre Sozialkontakte ausgebaut und die Besuche bei der Mutter stark reduziert. Innere Stimmen hörte sie nur noch ab und zu bei Anspannung. Sie hatte keine weiteren Wünsche an die Therapie, sodass wir sie nun beendeten.

THERAPEUT: »Ich möchte gerne zum Schluss noch einen Rückblick machen auf die bisherige Therapie. Was war für Sie hilfreich gewesen?«

PATIENTIN: »Hilfreich war eine Stabilität, ein Korsett. Durch den neu begonnenen Besuch der Selbsthilfegruppen habe ich für danach eine Erleichterung bekommen. In den Therapiegesprächen habe ich negative Gedanken lassen können. Das Allerwichtigste aber war der Platz hier, der Raum und die Zeit.«

Die Psychotherapie ging über einen Zeitraum von zwei Jahren und acht Monaten. Die medikamentöse Therapie in der externen Praxis fand weiterhin statt.

Zusammenfassung: Nach einer problematischen Kindheit mit schwieriger Elternbeziehung löste die Belastung durch den schwer krank geborenen und im Alter von 17 Jahren sterbenden Sohn schwere Schuldgefühle aus, die sie vor dem Hintergrund fehlender emotionaler Unterstützung durch die Herkunftsfamilie und den Ehemann nicht adäquat verarbeiten, sondern nur als psychotische Phänomene in einem »zweiten Ich« abspalten konnte mit der Folge einer zwar unzureichenden, aber immerhin regelmäßig zur Verfügung stehenden Unterstützung durch das professionelle medizinische System. Eigene Ressourcen zur besseren Bewältigung des Alltags konnte sie aus ihrer Innenperspektive nicht erkennen. Hypothetisch könnte man im psychischen System die Funktion der Abspaltung in ein »zweites Ich« in einer Entlastung des Ich von Schuldgefühlen und Schmerz sehen; im sozialen System führte die Abspaltung mit den psychiatrisch als Krankheit diagnostizierten Symptomen zu einer sozialen Entlastung mit Rente und zu einer regelmäßigen Zuwendung durch das medizinische System, außerdem im biologischen System zu einer Dämpfung der Anspannung durch die Medikation.

In der Therapie wurden immer wieder mit zirkulären Fragen Unterschiede eingeführt. So konnte im ersten Schritt ein Verständnis für ihre bisherigen Problemlösungen zu einer guten therapeutischen Beziehung führen und ihr die Möglichkeit geben, traumatische Dinge durch Aussprechen und Dialog in eine kohärentere Lebensgeschichte einzubauen. Fokusverschiebungen von den von ihr angenommenen Defiziten zu ihren Ressourcen und mehrmaliges positives Reframing führten sie weg von ihrer Idee, Schuld durch Selbstquälung oder Tod tilgen zu müssen und auf eine unendliche therapeutische Beziehung angewiesen zu sein. Sie zeigten Wege zu eigenen Problemlösungen; die Patientin legte sich einen Hund zu und nahm erste Kontakte in Brieffreundschaften auf.

Herstellung einer Außenperspektive

Die in den Familien häufig anzutreffenden linear kausalen Ursache- und Schuldzuweisungen können durch hypothetische Zukünfte, aus dem Futur II betrachtet, gestört werden. Die jetzige Zukunft wird aus dieser Metaperspektive zur Vergangenheit und Ursache und Wirkung eigener und fremder Handlungen werden miteinander verbunden.

> *»Stellen Sie sich vor, wir treffen uns hier wieder, wenn Ihr Problem gelöst ist, und Sie schauen auf den Problemlöseprozess und die Therapie zurück. An welchen ersten Schritt der Problemlösung werden Sie sich erinnern?«*

5.5.2 Narrative Methoden

Prinzipien der narrativen Methoden

Die Geschichten, mit denen jemand sein Leben beschreibt und aus denen er seine Biografie konstruiert, können zufrieden machen oder Probleme bereiten. Eine Problemgeschichte kann z. B. entstehen, wenn jemand in der Erinnerung nur die Misserfolge und negativen Ereignisse im Leben aneinanderreiht und die Erfolge vergisst. Bei der narrativen Therapie werden zusammen mit dem Klienten bessere Geschichten für seine Lebensbeschreibung gesucht, die für sein Leben hilfreicher sind als seine bisherigen. Bei problematisch erlebten Wirklichkeitskonstruktionen bietet der Therapeut andere Wirklichkeitskonstruktionen an, mit denen der Patient besser leben kann.

Sinnangebote

Patienten haben oft ein starkes Bedürfnis, die unerklärlichen und das Selbsterleben erschütternden psychotischen Erlebnisse sinnerfüllend in ihre Lebensgeschichte einzuordnen. Eine gemeinsame Sinnsuche in den Therapiegesprächen kann dazu verhelfen.

> Die 48-jährige Frau B. hatte in den letzten 20 Jahren fünf kurze psychotische Episoden erlebt. Sie erwartete jetzt von einer Psychotherapie ein besseres Verständnis für ihre Psychose und letztendlich ein psychosefreies Leben. In ihrer traumatischen Geschichte fehle ihr ein Sinn. Es wurden sechs Therapiesitzungen im Zeitraum von neun Monaten durchgeführt.
>
> Vor der ersten psychotischen Episode hatte sie ein Verhältnis zu einem Kollegen. Sie war von ihm hypnotisiert worden und hatte sich psychisch missbraucht gefühlt. Danach hatte sie sich einen »schwierigen Mann« gesucht, wie sie es formulierte. In mehreren Psychotherapien hatte sie Entlastung gefunden, aber nicht ausreichend gelernt, auf sich und ihre Grenzen aufzupassen; anstatt bei Überlastungen auszusteigen, war sie immer wieder in der Psychose zusammengebrochen. Grenzverletzungen und Intrigen erinnerten sie an den früheren psychischen Missbrauch und lösten die nächsten psychotischen Episoden aus. Ich deutete ihr Verhalten um und bot ihr dafür ein Sinnangebot an:
>
> THERAPEUT: »Sie wollen nach Ihren früheren Erlebnissen auf keinen Fall zum Täter werden wie der damalige Kollege. Weil Abgrenzung dazu führen könnte, dass Sie andere verletzen und Sie quasi zum Täter werden, grenzen Sie sich nicht ab.«
>
> Nach dieser Intervention äußerte sie den Wunsch, Abgrenzung und Neinsagen zu lernen. Ich gab ihr die Hausaufgabe:
>
> THERAPEUT: »Sie könnten in anonymer Umgebung und mit geringem Risiko für sich oder andere harmlose Verhaltensweisen üben, die Sie nach Ihren früheren Erfahrungen als Täterverhalten eingeordnet haben, z. B. sich an

einer Warteschlange vorbeizudrängen. Beobachten Sie die Reaktionen der anderen und wie es Ihnen dabei geht.«

Durch diese Aufgabe lernte sie zu differenzieren zwischen einerseits akzeptablem und für die eigene Abgrenzung manchmal notwendigem konfrontierenden Verhalten und andererseits inakzeptablem Täterverhalten.

In der vierten Sitzung sah sie ihr Problem zu 60 % als gelöst an. Sie hatte für sich den Sinn ihrer Psychose erkannt: Die Psychose half ihr, bestimmte Verhaltensweisen zu vermeiden, die sie als böse einstufte. Man kann auch sagen, die Psychose war die Folge ihrer Anspannung, wenn sie solche Verhaltensweisen vermied. Im privaten Bereich gab sie dann mehr Verantwortung an ihren Mann und die Tochter ab und fühlte sich gut dabei. Ein weiterer Sinn der Psychose wurde deutlich: Ihr früheres Verhalten in der Krankheitsepisode mit Rückzug in die Klinik half der pubertierenden Tochter, weil diese sich bei ihrer Abwesenheit in der Klinik besser ablösen konnte und selbstständiger wurde.

Vor der sechsten Therapiesitzung hatte ein erneuter Konflikt mit der Tochter eine Krise ausgelöst. Jetzt wagte Frau B., auf eine stationäre Behandlung zu verzichten. Sie ließ sich lediglich in der Klinikambulanz ein Neuroleptikum verordnen, das sie zuvor abgesetzt hatte. Sie hatte gelernt, dass eine Krise keine Katastrophe sein muss und dass Abgrenzung auch in der Familie ohne Rückzug in die Klinik möglich sein kann. Nachdem sie ihr Problem daraufhin als gelöst ansah, wurde die Therapie beendet.

Im Rückblick meinte sie, die Behandlung habe ihr emotional den Eindruck gebracht, die Psychiatrie könnte auch ganz anders sein; sie wisse nicht, ob sich bei weiteren Krisensituationen ihre Traumageschichte ganz auflösen werde, aber sie könne jetzt pragmatisch damit umgehen; der andere Blickwinkel in der Therapie sei wohltuend gewesen, und sie habe sich verstanden gefühlt.

Zusammenfassung: Dieses Fallbeispiel zeigt, wie neue Sinnangebote nicht nur zu mehr Zufriedenheit, sondern auch zu Verhaltensänderungen führen können. Frau B. war anfangs nach den früheren Missbrauchserlebnissen blockiert und wagte nicht, sich in Alltagssituationen abzugrenzen. Die fehlende Abgrenzung hatte dann in der Folgezeit immer wieder zu

Situationen innerer Anspannung geführt, in denen sie mit psychotischen Symptomen und Klinikeinweisung Entlastung fand. Nach der Thematisierung dieses inneren Konflikts und der Umdeutung, sie wolle nicht zum Täter werden, lernte sie zu unterscheiden zwischen dem inakzeptablen Verhalten des früheren traumatisierenden Mannes und einer Abgrenzung in Alltagssituationen, die für jeden unerlässlich ist, um sich vor Überlastung zu schützen. Schließlich meisterte sie die Krise mit ihrer Tochter ohne passiven Rückzug, indem sie sich lediglich ein Neuroleptikum verordnen ließ.

Fokusverschiebung

Patienten beschreiben sich selbst und ihre Biografie oft defizitorientiert. Sie selektieren aus ihrer Biografie negative Beschreibungen und konstruieren daraus ihre Lebensgeschichte mit der Folge eines problembehafteten Selbstbilds und eines verminderten Selbstbewusstseins. In der Therapie verhilft eine Fokusverschiebung auf die vergessenen positiven Aspekte und Stärken zu einem besseren Umgang mit sich und der Vergangenheit. Folgende zentrale Frage kann in der Therapie gestellt werden:

> *»Wie haben Sie es geschafft, trotz Ihrer schrecklichen Kindheitserlebnisse einen guten Beruf zu lernen und eine Familie zu gründen? Was hat Ihnen die Stärke gegeben zu überleben?«*

Die negative Selbstsicht kann eine Ablehnung von Verantwortung mit Rückzug aus der Realität in die psychotische Fantasiewelt begünstigen. Fokusverschiebungen hin zu einer positiven Selbstsicht und eine Balancierung der bei Menschen mit der Diagnose einer Psychose zentralen Ambivalenz zwischen Realitätsbezug und psychotischem Rückzug können Selbstbewusstsein und Abgrenzungsfähigkeit verbessern und psychotische Muster überflüssig machen.

Die 20-jährige Frau S. hatte eine negative Selbstsicht, traute sich wenig zu und zog sich bei Problemen mit ihrer Umwelt seit vielen Jahren in eine Fantasiewelt zurück. Dieser Rückzug blieb aber nicht ambivalenzfrei, sondern wurde von einem Wunsch nach einem selbstsicheren und selbstbestimmten Leben überlagert.

Sie kam nach einer stationären psychiatrischen Behandlung mit der Diagnose einer psychotischen Störung in unsere Praxis. An die Behandlung hier habe sie keinen Wunsch. Damit vermied sie eine Verantwortungsübernahme für die Behandlungsziele, und bei eventueller Ablehnung ersparte sie sich eine Kränkung. Irgendwann solle alles im Lot sein. Sie höre schon immer Stimmen, unsichtbare Freundinnen, weil sie nicht habe allein sein wollen. Irgendwann habe sie eine unsichtbare Freundin nicht mehr unter Kontrolle gehabt; diese habe gesagt, sie solle sich schneiden; das mache sie seit einem Jahr mit Unterbrechungen. Vor einem halben Jahr habe sie verstärkt innere Stimmen gehört und plötzlich Angst vor allem Möglichen bekommen, vor dem Ersticken, davor, jemand könnte sie packen. Sie habe sich dann selbst gewürgt und sei ins Krankenhaus gekommen. Vor zwei Jahren sei sie mit einem Freund zusammengezogen. Sie sei diesem Freund hörig gewesen und habe sich auf seine Anweisung hin von einem Mitglied seiner Clique sexuell belästigen lassen. Vielleicht hänge ihr Problem damit zusammen. Die Eltern seien seit ihrem dritten Lebensjahr getrennt, zum leiblichen Vater habe sie keinen Kontakt gehabt und ihn erst jetzt kennengelernt. Ihre Ängste hätten nach der Trennung von Mutter und Stiefvater vor fünf Jahren begonnen. Ich verordnete das in der Klinik begonnene Neuroleptikum weiter und erläuterte die Möglichkeit einer Psychotherapie.

Nach einigen Wochen traute sie sich schließlich, den Wunsch nach einer Psychotherapie zu äußern mit dem Ziel, selbstbewusster aufzutreten, ihren Willen durchzusetzen, sich nicht von schlechten Gedanken und Emotionen leiten zu lassen, sich zu akzeptieren und sich mehr zuzutrauen. Das Neuroleptikum ließ sie vor Therapiebeginn selbst weg. Insgesamt fanden sieben Sitzungen im Zeitraum von neun Monaten statt.

In der *ersten Therapiesitzung* wiederholte sie das Therapieziel einer selbstbewussteren Haltung. Sie führte ihr Problem zurück auf ihren jahrelangen Rückzug in Fantasiewelten mit Feen und Gedankenspielen, woanders zu sein. Damit habe sie »hinterfotzige« Freunde ertragen. In der Klinik hatte sie nachgedacht und ihre übermäßige Anpassung für falsch gehalten. Die Medikamente hätten zwar geholfen, aber auch ihr Denken und ihre Wahrnehmung eingeschränkt. Sie habe kurzzeitig eine Beziehung zu einer Frau gehabt und sich dann wieder von ihr getrennt.

Ich entwickelte die Hypothese, dass die Selbsteinschätzung der Patientin, sie sei schwach und der Realität nicht gewachsen, zu Zweifeln an ihrem Selbstbewusstsein und zur Flucht in eine Fantasiewelt führte. Um ihr Selbstbewusstsein zu stärken, setzte ich eine Fokusverschiebung auf Positives und auf ihre Ressourcen ein:

THERAPEUT: »Wie schafften Sie es, vieles von Ihrem Problem selbst zu lösen und sich von Ihrer Partnerin zu trennen?«

PATIENTIN: »Ein Kumpel war für mich da. Dann merkte ich, dass die Trennung von der Partnerin mich frei machte, seither geht es bergauf.«

THERAPEUT: »Wozu waren Ihre Selbstverletzungen gut?«

PATIENTIN: »Danach ging es mir besser. Meine Fee ›Wola‹ wollte das, ich habe meine Wut auf mich selber übertragen, das hat eine seelische Erlösung gebracht, und die schlechten Gedanken waren dann weg …
Ich schmecke Wörter, Wörter vergehen auf der Zunge oder haben einen Nachgeschmack, schon immer.«

Frau S. berichtete hier über das seltene und nicht unbedingt als krankhaft zu wertende Phänomen einer Synästhesie. Als Synästhesie wird ein Zugleichempfinden, eine Verschmelzung von Sinneseindrücken auf verschiedenen Sinnesgebieten bezeichnet. Nach ihren problembehafteten Schilderungen verschob ich auch mit der Hausaufgabe den Fokus auf ihre Ressourcen:

THERAPEUT: »Wir habe heute viel über Dinge gesprochen, die sich verändern sollen. Zumindest theoretisch kann es aber auch sein, dass Dinge, die vorher gut sind, sich durch die Therapie verändern, und dann kann es ja nur schlechter werden. Damit so etwas nicht passiert, überlegen Sie sich bitte bis zum nächsten Mal, was in Ihrem Leben gut ist und so bleiben soll, wie es ist.«

Beim *zweiten Gespräch* beschrieb sie als gut in ihrem Leben: das Verhältnis zu den Eltern und zu ihrem neuen Freund, Gesundheit; sie selbst wolle die bleiben, die sie sei, wolle weiterhin Wörter schmecken und träumen. Sie wolle aber Folgendes verändern: mehr Geduld und Ruhe, abschalten können, Dinge nicht persönlich nehmen, wieder Ehrgeiz kriegen, Gedanken mitteilen können, sich nicht grämen, wenn sie singen wolle und nicht könne.

PATIENTIN: »Ich möchte lernen, Dinge nicht persönlich zu nehmen, und dem Freund vertrauen, wenn er mal keine Mail schreibt; bisher bin ich dann enttäuscht.«

Sie bewertete ihr Bedürfnis nach mehr Aufmerksamkeit als persönliche Schwäche. Ihr Vater sage »Mittelpunktkrankheit«, wenn sie zu wenig Aufmerksamkeit kriege und im Mittelpunkt stehen wolle. Ich schob den Fokus auf die positive Sichtweise: Ihr Bedürfnis sei berechtigt und normal.

THERAPEUT: »Vielleicht könnte es sein, dass Sie mehr Zuwendung brauchen?«

PATIENTIN: »Man kann das nicht erwarten.« Dabei kamen ihr Tränen.

THERAPEUT: »Wieso kommen Ihnen jetzt Tränen?«

PATIENTIN: »Alles kotzt mich an: andere Autofahrer, die Straße, der Stau, das Schaffen und Lernen.«

THERAPEUT: »Was waren bei diesem Problem Ihre bisherigen Lösungen?«

PATIENTIN: »Irgendwann geht es ..., irgendwann habe ich mich daran gewöhnt, dass ich zu wenig Aufmerksamkeit kriege ... schmerzhaft ... Was ich an Aufmerksamkeit kriege, ist genug.«

THERAPEUT: »Wie soll ich dann weiterhelfen?«

PATIENTIN: »Geben Sie mir einen Tipp. Ich möchte mit *einem* Teller zufrieden sein und nicht enttäuscht ... Ich führe Selbstgespräche und diskutiere mit mir. Eine Partei sagt: Ich brauche mehr Aufmerksamkeit. Die andere Partei ist die Vernunft und sträubt sich gegen Veränderungen.«

THERAPEUT: »Angenommen, bei unseren Gesprächen kommt heraus, dass Sie wirklich zu wenig Aufmerksamkeit bekommen? Welche Konsequenz hätte das für Sie?«

PATIENTIN: »Das wäre hilfreich, dann könnte ich besser damit umgehen, Gefühl und Verstand würden mehr übereinstimmen. Ich brauche *zwei* Teller. Ich hätte mehr Mut nachzufragen, ob es an mir oder an dem Geschäft liegt ..., aber das wäre arrogant und fordernd: Ich brauche *zwei* Teller.«

THERAPEUT: »Angenommen, unsere Gespräche würden so weitergehen: Wäre das gut oder schlecht?«

PATIENTIN (weint): »Es wäre die richtige Richtung.«

THERAPEUT: »Bis zu unserem nächsten Gespräch beobachten und überlegen Sie bitte, was Sie tun würden, wenn Sie mehr Aufmerksamkeit bräuchten.«

Bei dieser Sequenz stellte ich ihrer Wirklichkeitskonstruktion, bescheiden und genügsam sein zu müssen, die andere Wirklichkeitskonstruktion gegenüber: Es ist normal, den eigenen Bedürfnissen eher nachzugehen.

In der *dritten Sitzung* ging es ihr ganz gut. Sie meinte, besser klarzukommen und sich nicht mehr so aufzuregen. Zur letzten Aufgabe hatte sie sich überlegt, dass sie bisher genügend Aufmerksamkeit bekomme. Sie sei nur unzufrieden, weil in der Kindheit der Bruder im Mittelpunkt gestanden habe. Ihre weiteren Wünsche an die Therapie wirkten diffus und unklar. Ich gab ihr auf, zu überlegen, was sie in der Therapie noch brauche.

Eine neue Problemsicht und mehr Selbstakzeptanz wurden im *vierten Gespräch* deutlich. Sie äußerte ihr Leiden unter dem globalen Wachstumsdenken und gesellschaftlichem Leistungsdruck sowie ihre Unwilligkeit, beim Konsumzwang mitzumachen. Wegen ihrer damit verbundenen Einsamkeit sei die Fee »Wola« entstanden. Die bisherige Therapie habe geholfen nachzudenken, ob sie den verlorenen Teil von sich wiederfinde (Tränen): »das Kind«.

PATIENTIN: »Ich bin zu erwachsen geworden. Der Außenseiter, der ich mal war, ging verloren.«

…

THERAPEUT: »Gibt es Zeiten, in denen Sie dem ›Kind‹ näher sind?«

…

PATIENTIN: »Wenn ich in meinem Heimatort bin, wenn ich mit nassen Haaren schlafe, wenn meine Haare offen sind und ich sie an der Schulter spüre … auch, wenn jemand mich nicht ernst nimmt oder jemand auf mir rumhackt, weil ich in meiner Kindheit so behandelt wurde.«

THERAPEUT: »Haben Sie deshalb eine besondere Sehnsucht nach dem ›Kind‹, weil das zu kurz kam?«

PATIENTIN: »Ja, wahrscheinlich.«

THERAPEUT: »Wie können Sie das nachholen?«

PATIENTIN: »Ich kann das beim Freund, … das Unbeschwerte … Mein Ehrgeiz ist nicht mehr so da.«

Beim *fünften Gespräch* erzählte sie über »Wola«.

PATIENTIN: »Es gibt ›Wola‹, seit ich sechs war. Sie ... wohnte in der Waschküche. Ich spielte mit ihr, danach war sie eine Fee. Ich fand sie in einer Pfütze und pflegte sie ..., dann war ich Dämonenärztin und ›Wola‹ war Partnerin, dann war sie der Drache ›Xi‹, danach ›Wola‹, sie weinte und leuchtete, deshalb gilt der Regenbogen als Hoffnung ... Irgendwann schrieb ich Gedichte, die eigentlich ›Wola‹ geschrieben hat ... Dann kamen Verfolgungsängste, ich hörte eine Stimme und musste mich verletzen, weil ich ein schlechter Mensch bin. Ich machte dann Schluss mit dem Freund. ›Wola‹ ist ein Teil von mir.«

THERAPEUT: »Wieso sind Sie ab und zu traurig?«

PATIENTIN: »Weil etwas fehlt.«

Ihre immer wieder auftretenden Tränen veranlassten mich zur Metakommunikation über unser Gespräch, um quasi »Supervision« durch die Patientin zu erhalten.

THERAPEUT: »Falls durch meine Fragen zu viel Belastendes aufgewühlt wird, sagen Sie es bitte.«

PATIENTIN: »Ja.«

Sie wünschte sich in der *sechsten Sitzung* etwas Entspannendes, Erleuchtung, den Sinn des Lebens, Antwort auf die Frage, wer sie sei, und Antwort auf alle Fragen. Sie hätte gerne Verantwortung, habe aber auch Angst davor. Ich empfahl ihr, zu überlegen, wie sie dem Sinn näherkommen könnte.

In der *siebten Sitzung* ging es ihr gut, und sie wollte die Therapie beenden. Dem Sinn ihres Lebens sei sie nähergekommen. Im Rückblick fand sie Denkanstöße hilfreich, das Reden und darüber Nachdenken und einen festen Termin zu haben. Anfangs sei das Reden schwergefallen, jetzt mache sie sich vor dem Schlafengehen Gedanken, führe weniger Selbstgespräche und stelle sich weniger Drachen vor. Sie sage mehr, was sie wolle, z. B. zu ihrem Freund, bilde sich eher eine Meinung, sage nicht zu allem Ja und Amen. Auf meine Frage, was sie damals in die Klinik geführt habe, meinte sie, sie habe schon lange keine Freunde gehabt, sich zu nichts zugehörig gefühlt und sich in Fantasiewelten versteckt. Zur Rückfallprophylaxe fragte ich noch, was sie tun müsste, wenn sie einen Rückfall provozieren wollte. Sie antwortete: »Mit dem Freund Schluss machen und mich reinsteigern … oder wenn die Mutter sterben würde.«

Zusammenfassung: Eine frühere dissoziative Störung war in eine Schizophrenie übergegangen und hatte zu einer stationären Behandlung geführt. Die zentrale Ambivalenz der Patientin bestand in der Frage, ob sie sich eher abgrenzen und der problematischen Realität stellen oder ob sie sich in ihre Fantasiewelt mit zeitweiligen psychotischen Symptomen zurückziehen sollte. In den Therapiegesprächen bewirkte eine wiederholte Fokusverschiebung von ihrer negativen Selbstsicht zu ihren Stärken eine Verbesserung ihres Selbstbewusstseins und ihrer Abgrenzungsfähigkeit. Sie kam dann eher in der Realität zurecht und benötigte den Rückzug in die Fantasiewelt weniger. Mit diesem Ergebnis war sie zufrieden und beendete dann die Therapie.

Positive Konnotation

Bei der positiven Konnotation werden im Therapiegespräch vom Klienten erwähnte negative Bewertungen von symptomatischen Verhaltensweisen durch positive ersetzt, um eine positive Selbstsicht zu ermöglichen und das Selbstbewusstsein zu stärken. Folgende Umdeutungen sind beispielsweise möglich:

Setzt keine Grenzen → hat ein großes Herz.
Schwach → schützt sich vor Überforderung.
Besorgt → verantwortungsbewusst.
Ängstlich → vorsichtig.
Krank → der Körper warnt vor Überlastung.
Böse → kann sich abgrenzen.
Dickköpfig → leistet sich eine eigene Meinung.
Starrsinnig → weiß seinen Weg.
Vermeidungsverhalten → hört auf Warnsignale seines Körpers.
Lässt alles mit sich machen → die Familie ist ihm wichtig.
Passt sich an → Harmonie ist für ihn ein hoher Wert.
Querulant → hat Gerechtigkeitssinn.

Die positive Konnotation hat ihre Grenzen, wo ein Verhalten moralisch nicht mehr positiv gesehen werden kann, z. B. bei Gewaltanwendung oder Missbrauch. Erfolgen solche Handlungen während der Therapie, wird der Problemlösekontext verlassen und ein normativer Kontext etabliert (vgl. Abschnitt 5.4.1).

Metaphern

Eine Metapher ist eine rhetorische Figur, in der ein Wort nicht in seiner wörtlichen, sondern in einer übertragenen Bedeutung verwendet wird. Ein großer Teil unserer Sprache besteht aus Metaphern.

Auch die von den Klienten im Zusammenhang mit ihren Problemen geschilderten Wirklichkeitskonstruktionen sind oft metaphorisch strukturiert. Metaphern können zu sich selbst erfüllenden Prophezeiungen führen. So kann die in der Psychiatrie oft verwendete Metapher einer notwendigen »Stütze« oder »Krücke« ein unabänderliches Defizit nahelegen und die Suche nach Veränderung bremsen. In der Behandlung kann man mit anderen Metaphern neue Realitäten schaffen und damit für den Patienten bisher unbekannte Möglichkeiten eröffnen.

Statt der defizitorientierten Beschreibung als Krankheit kann ressourcenorientiert die metaphorische Beschreibung eines »Rückzugs in die Psychose« angeboten werden. Diese Metapher betont die aktive Handlung und Beeinflussbarkeit und regt Denkprozesse an, nach Hinweisen für diese Beeinflussbarkeit zu suchen.

> *»Was hat Sie vor dem letzten Klinikaufenthalt dazu bewogen, sich in die Psychose zurückzuziehen? Wozu war das gut? Angenommen, Sie hätten sich nicht in die Psychose zurückgezogen: Wie hätten Sie dann auf die problematische Situation reagiert? Wäre das schlimmer oder besser gewesen?«*

Ein Problem entsteht nicht durch Tatsachen als solche, sondern es wird geschaffen, wenn jemand denkt, etwas sei veränderungsbedürftig und auch prinzipiell veränderbar (vgl. Abschnitt 5.1.3). Probleme existieren deshalb in der psychotherapeutischen Kommunikation nur in der Sprache und sie werden daher mehr oder weniger als Metaphern präsentiert. Retzer (2002) unterscheidet unterschiedliche metaphorische Präsentationen von Problemen: Sie können diffus und unklar präsentiert werden oder als harte Tatsachen mit klaren Bewertungen.

Die unklare und diffuse Schilderung eines Problems mit vagen oder lückenhaften Erklärungen und uneindeutigen Bewertungen wird als *offene Problemmetapher* bezeichnet. Dabei verhindert das Fehlen einer affektiven Beteiligung ein Problemlöseverhalten. Therapeutisch kann dann eine klare und eindeutige Erklärung beim Patienten einen Affekt auslösen und ein Problemlöseverhalten ermöglichen. Diese Intervention wird von Retzer (2002) *schließende Lösungsmetapher* genannt.

> Nach dem plötzlichen Kindstod des ersten Kindes im Alter von drei Wochen begann bei Frau S. die erste Phase einer schizoaffektiven Psychose. In den Paargesprächen wirkte vor allem durch den Einfluss des sehr rationalen Mannes alles diffus und langweilig. Erklärungen und Bewertungen blieben vage und ohne affektive Beteiligung, ein typisches Beispiel für eine offene Problemmetapher. Ich bot dem Paar eine Erklärung an, indem ich das Problem auf nicht gelebte Trauer zurückführte, die ihr Mann ihr durch sein ablenkendes Verhalten ersparen wolle. Deshalb empfahl ich im Sinn einer schließenden Lösungsmetapher eine klare und eindeutige Lösung: das Ritual, das Grab des Kindes zu besuchen und seinen Geburtstag zu feiern. Bei der nächsten Sitzung ging es ihr deutlich besser (aus: Ruf 2005, S. 101 f.).

Wenn Probleme als harte Tatsachen mit zu eindeutigen Bewertungen geschildert werden, sind meistens ebenso eindeutige, aber ineffektive Problemlösungsversuche mit problemstabilisierendem Verhalten vorausgegangen. Retzer (2002) nennt diese Problempräsentation eine *geschlossene Problemmetapher*. In der Therapie können dann die eindeutige Bewertung und das problemstabilisierende Verhalten durch die Einführung neuer Sichtweisen mit einer mehrdeutigen Bewertung gestört werden und zu einer Ambivalenz und neuen Problemlösestrategien führen. Diese Intervention kann als *öffnende Lösungsmetapher* bezeichnet werden.

> Eine andere Patientin mit der Diagnose einer schizoaffektiven Psychose hielt sich für nicht belastbar. Die metaphorische Beschreibung der eindeutig vorliegenden fehlenden Belastbarkeit kann als geschlossene Problemmetapher gesehen werden. Entsprechend zeigte sie sich bei

verschiedenen Arbeitsstellen als nicht belastbar und erlebte dadurch wiederholt Misserfolge. Um diese Bewertung der fehlenden Belastbarkeit zu hinterfragen und neue Sichtweisen zu ermöglichen, äußerte ich meine Zweifel an ihrer Einschätzung; ich wisse nicht, ob sie vielleicht mehr leisten könne: eine öffnende Lösungsmetapher. Diese Zweifel mit dem damit verbundenen Angebot einer Vieldeutigkeit der Bewertungen motivierten sie zu einer Änderung ihres Verhaltens, sie traute sich mehr zu und schätzte sich Jahre später als viel belastbarer ein (vgl. Ruf 2005, S. 102).

Externalisierung

Eine Externalisierung (vgl. White u. Epston 1989; Retzer 2004) kann das bisher im Patienten lokalisierte Problem nach außen verlagern und damit handhabbarer machen. Die Probleme oder Eigenschaften, die bisher an Personen oder Beziehungen festgemacht wurden, verselbstständigen sich und werden dadurch weniger belastend und einschränkend.

»Wenn Ihre Psychose ein Mensch wäre, wäre sie ein Mann oder eine Frau? Wie groß? Welche Eigenschaften hätte sie? Wo würde sie sich (hier im Raum) befinden? Wäre sie immer an derselben Stelle? Wann wäre sie näher bei Ihnen, wann weiter weg? Was würde sie mit Ihnen machen? Angenommen Sie wollten, dass der Herr Psychose (oder: die Frau Psychose) näher zu ihnen kommt, was müssten Sie tun? Falls Sie wollten, dass sie weiter weg geht, was müssten Sie tun?« (vgl. Retzer 2002, S. 100 ff.).

Danach kann dasselbe für die Normalität gefragt werden. Eruiert werden vor allem die Einflussmöglichkeiten des Patienten auf das Vorhandensein oder die Nähe des Problems bzw. der Normalität.

Die junge Frau N. verliebte sich bei einem Auslandsaufenthalt in einen jungen Mann, konsumierte Haschisch und Ecstasy und kam psychotisch vorzeitig nach Deutschland zurück. Die Symptomatik remittierte während einer stationären Behandlung, bei der die Diagnose »paranoide Schizophrenie« gestellt wurde. Die weiterbehandelnde Nervenärztin empfahl eine Psychotherapie, woraufhin Frau N. zu mir kam und als Behandlungsziel äußerte, ihr Selbstbewusstsein verbessern zu wollen. In den therapeutischen Gesprächen stellte sich eine Ambivalenz heraus zwischen dem chaotischen Leben mit Drogen, das sie im Ausland kennengelernt hatte, und dem bürgerlichen Leben ihrer Herkunftsfamilie. In der im Anfangsstadium als angenehm geschilderten Psychose vereinte sie das chaotische Erleben mit dem Bleiben in der Familie, die sich dann besonders intensiv um sie kümmerte. Durch Externalisierung konnten ihre Einflussmöglichkeiten auf den »Herrn Psychose« deutlich gemacht werden. Ich verstärkte ihre Ambivalenz mit der Empfehlung, den »Herrn Psychose« immer mit sich zu nehmen und die angenehmen Seiten der Psychose nicht zu vergessen. Als sie zwei Jahre später wieder für kurze Zeit ins Ausland ging, berichtete sie nach der Rückkehr, sie habe entgegen meiner Empfehlung vergessen, die Psychose mitzunehmen. In den folgenden Gesprächen war die Ablösungsfrage von den Eltern im Mittelpunkt; sie befürchtete, insbesondere dem Vater zu fehlen, während die Mutter eher ihren Auszug unterstützen würde, die Eltern würden sich dann mehr streiten, vielleicht sogar trennen. Bei einem Nachschaugespräch einige Jahre später wohnte Frau N. noch zu Hause, wollte aber bald ausziehen und wirkte stabil (aus: Ruf 2005, S. 171 f.).

5.5.3 Status quo versus Veränderung

Besprechung des bewusst steuerbaren Bereichs

Die Motivation zu einer systemischen Therapie oder überhaupt zu Psychotherapie entspringt normalerweise einer Unzufriedenheit mit dem Status quo und einer (möglicherweise unbewussten) Ambivalenz zwischen Wünschen nach Veränderung einerseits und Wünschen nach Nichtveränderung andererseits. Beeinflusst durch die gängigen Krankheitstheorien, werden meistens keine wesentlichen Einflussmöglichkeiten auf die Symptome und auf das eigene Befinden gesehen. Die konkrete Nachfrage nach diesen Einflussmöglichkeiten regt Denkprozesse an, und es können dann häufig Bereiche genannt werden, die willentlich steuerbar sind. Diese steuerbaren Bereiche liegen meistens im Beginn der psychotischen Episode, bevor der Patient die Kontrolle über sein Verhalten aufgibt und akute Symptome zeigt. In diesen Anfangsbereichen kann die psychotische Episode provoziert, aber bei entsprechender Motivation natürlich auch vermieden werden.

Die 52-jährige Frau W. hatte im Alter von 38 die erste Episode einer schizoaffektiven Störung. Vier Wochen vor dem Erstkontakt in unserer Praxis hatte sie im Rahmen eines Partnerschaftskonflikts durcheinander und aggressiv gewirkt, danach kam es während einer stationären Behandlung zu einer raschen Besserung. Sie führte ihr Problem auf jahrelange Überlastung und ungelöste Probleme zurück. Beim Streit mit ihrem Mann sei sie dann in die Psychose geflüchtet. Am Anfang habe sie bewusst ihrem Mann die Symptome der Psychose vorgespielt. Sie liebe ihn und könne ihn nicht verlassen, habe aber kein Mittel gegen den Stress gehabt. Dann sei es ihr entglitten, und sie sei richtig in die Psychose gekommen.

Auf Nachfragen können viele Patienten konkret sagen, was sie tun müssten, um wieder in eine Psychose zu kommen. Wenn das bewusst ist, kann man es im Umkehrschluss auch bleiben lassen. Mit entsprechenden Fragen werden die Optionen des Patienten und seiner Familie erweitert.

»Angenommen, Sie wollten wieder in eine Psychose kommen: Was müssten Sie tun?«

In der Familie kann man fragen, was wer tun müsste, um den Patienten zu einem erneuten Klinikaufenthalt zu bringen.

Das Gute an der Psychose

Da man dem Patienten prinzipiell die Fähigkeiten zur Veränderung zutraut, stellt sich die Frage, was ihn bisher von dieser Veränderung abgehalten hat. Das können die guten Seiten seiner bisherigen Verhaltensweisen und Problemlösungsversuche sein, also auch die guten Seiten der Psychose.

Der Beginn einer psychotischen Episode wird manchmal als schöner Zustand beschrieben. Bei einer chronischen Psychose kann der Gewinn in Sozialleistungen oder in der Zuwendung durch professionelle Helfer bestehen.

»Was war schön in Ihrer letzten Psychose? Wozu ist die Psychose gut? Sind Sie mit Ihrem Leben im Frührentnerstatus zufrieden?«

Oft erfüllt die Psychose im sozialen System der Familie eine stabilisierende Funktion, die einer Veränderung entgegensteht.

»Was hat sich durch die Psychose in Ihrer Familie verändert?

Welchen Einfluss hatte die Psychose auf die Beziehung zwischen Ihren Eltern? Welche Veränderung hat sich positiv ausgewirkt?«

Der Gewinn durch das Symptom kann durch Fragen verdeutlicht werden. Dann kann sich der Patient oder seine Familie bewusster für oder gegen Veränderung entscheiden.

Herr S. lebte mit 21 Jahren noch bei den Eltern und erlebte immer wieder Gewalt durch seinen alkoholabhängigen Vater, der die meiste Zeit depressiv im Bett verbrachte, während die von Herrn S. über alles geliebte Mutter das Geld verdiente. Er war bei seinen Freunden beliebt und ertrug die häusliche Situation mit Konsum von Cannabis und anderen Drogen. Als die Gewalt durch den Vater eskalierte, zog sich Herr S. von seinen Freunden zurück und entwickelte die wahnhafte Vorstellung, seine Mutter sei von einem seiner Freunde vergewaltigt worden. Nach einer stationären Behandlung kam er in gebessertem und drogenfreiem Zustand in Begleitung seiner Mutter in unsere Praxis und wünschte neben der Fortführung der neuroleptischen Behandlung eine Psychotherapie. Neben einer Einzeltherapie bei mir wurden Familiengespräche bei meiner Frau, die in der Praxis als Familientherapeutin tätig ist, begonnen.

In der Einzeltherapie wurden die guten Seiten der Psychose erörtert. Er meinte, früher sei er ein »eiskaltes Arschloch« gewesen, habe Drogen gedealt und Leute geschlagen. Jetzt sei er durch die Psychose »zahm« geworden. In lösungsorientierten Gesprächen wurden die Schritte zu einem selbstständigen Leben und zur Berufsausbildung erarbeitet.

In den Familiengesprächen mit Herrn S. und seiner Mutter wurde die Funktionalität der Krankheit in der Familie besprochen. Der Sinn der Erkrankung, also der »Sinn im Wahnsinn«, wurde deutlich: Herr S. liebte beide Eltern sehr und fühlte sich verantwortlich, da beide äußerst labil erschienen. Durch die Psychose hatte sich in der Familie viel verändert. Beide Eltern besuchten ihn im Krankenhaus im Wechsel je sechs Stunden täglich.

Die Krankheit erwies der Mutter einen Dienst, indem Herr S. sich einerseits als Sorgenkind zur Verfügung stellte und von ihrer eigener Not ablenkte, andererseits fast rund um die Uhr zur Verfügung stand als Gesprächspartner, Verbündeter und Beschützer. Die Mutter-Sohn-Beziehung wurde sehr viel intensiver. Die Mutter kümmerte sich seit Beginn der Erkrankung mit 80–90 % ihrer Zeit und Kraft um Herrn S. und reduzierte die Arbeit in ihrer eigenen Firma auf zwei Stunden täglich. Die Krankheit war der erste erfolgreiche Weg, den Alkoholmissbrauch des Vaters zu stoppen. Der Vater lebte seitdem alkoholabstinent. Herr S. stand dem Vater als Seelentröster zur Verfügung. Die Krankheit half aber auch Herrn S., indem er sich aus der häuslichen Situation ein Stück weit ausklinkte, für einen Settingwechsel der Familie sorgte (man traf sich im Krankenhaus) und vor allem, indem er Hilfe von außen in die Familie brachte. Er ertrug die Situation zwischen den Fronten, der Widerspruch war durch die Krankheit und die Medikation quasi weggedämpft.

Die Familiengespräche mit Mutter und Patient wurden zunehmend Beratungsgespräche für die Mutter, sodass sie schließlich auch einige Einzelgespräche in Anspruch nahm, bis sie selbst den Eindruck hatte, weitgehend die Krise überwunden zu haben. Mutter und Sohn warfen gemeinsam den Vater aus der Wohnung, dessen Depression mit seiner neuen Partnerin verschwunden war.

Herr S. veranlasste ein Gespräch zusammen mit dem Vater, um mit therapeutischer Moderation und Unterstützung eine Abgrenzung von ihm zu wagen. In diesem Gespräch verstand der Vater, dass sein Verhalten die Krankheit des Sohnes ungünstig beeinflusste, und zeigte sich sehr motiviert, den Sohn zu unterstützen. Er gab ihm im Gespräch die Erlaubnis, stärker als bisher die Häufigkeit und Gestaltung der Kontakte zu bestimmen. Der Vater versprach, gegenüber dem Sohn keine Klagen über seine Frau zu äußern, und holte sich das Einverständnis, bei längeren Kontaktpausen per SMS nach dem Befinden des Sohnes fragen zu können. An diese Vereinbarungen hielt sich der Vater bis zum Ende der Gespräche.

Die Reflexion des Aufopferungsaspekts und die familiären Entwicklungen aktivierten spürbar die »gesunden« Anteile von Herrn S. Er machte Fortschritte in der Rehabilitation, begann, sich wieder mit Freunden zu treffen, und traf mit Unterstützung seiner Mutter alle Vorkehrungen, die Lehre im Herbst fortzusetzen.

Der Preis einer Veränderung

Man kennt den Status quo mit seinen guten und schlechten Seiten und zieht ihn oft einer Veränderung mit ungewissen und nicht abschätzbaren Folgen vor. Der Preis einer Veränderung besteht häufig in negativen Reaktionen des familiären Umfelds oder im Verlust der krankheitsbedingten sozialen Vergünstigungen. Durch eine Thematisierung können diese Folgen konkreter vorstellbar werden; dann wird eine Entscheidung für oder gegen Veränderung leichter.

> *»Angenommen, Ihr Problem wäre morgen gelöst: Wie würde Ihr Leben dann aussehen? Wie würden die Eltern reagieren? Wenn die Rente wegfallen würde: Wie wären Ihre Chancen, eine Arbeit zu finden? Würden Sie andernfalls mit dem Arbeitslosengeld auskommen? Wäre das eine Verbesserung oder Verschlechterung im Vergleich zum jetzigen Zustand?«*

Dabei ist eine Konstruktneutralität wichtig bezüglich der Frage, ob der Patient sein Verhalten steuern kann oder ob eine nicht beeinflussbare Krankheit vorliegt. Eine Veränderungsneutralität des Therapeuten würdigt die Ambivalenz des Patienten und lässt offen, ob Veränderung oder Nichtveränderung besser ist. Im Zweifelsfall sollte der Therapeut eher vor Veränderung und den damit verbundenen Risiken warnen, um dem Patienten die Möglichkeit zu geben, die andere Seite der Ambivalenz zu besetzen.

> *»Wieso wollen Sie von den Eltern ausziehen, obwohl Sie damit möglicherweise den Familienfrieden gefährden? Haben Sie sich das gründlich überlegt? Wie können Sie sich bremsen, wenn Sie merken, dass Sie zu unvorsichtig und risikobereit sind?«*

Umgang mit Rezidiven

Es ist nicht ungewöhnlich, dass sich während der Therapie ein Rezidiv ereignet, eventuell mit Klinikeinweisung. Ein Auslöser dafür kann der Rückgriff auf alte Muster bei aktuellen Belastungen sein. Man kann nach dem Auslöser der Verschlechterung fragen und alternative Umgangsformen mit solchen Auslösern besprechen. Damit das Rezidiv nicht zu Hoffnungslosigkeit und einer sich selbst erfüllenden Prophezeiung führt (»Die Psychose kommt immer wieder und ist nicht beeinflussbar!«), sollte auch das Positive am Rezidiv erörtert werden.

> *»Was glauben Sie, hat Ihren Sohn dazu bewogen, sich wieder in die Psychose zurückzuziehen? Falls er das nicht getan hätte: Wie hätte sich die Situation dann entwickelt?«*

Gegenüber den Angehörigen kann der Therapeut den Rückfall entdramatisieren als »nichts Außergewöhnliches« oder gar »Erwartetes« und erklären, dass die Therapie lediglich unterbrochen sei und nach der Entlassung wieder aufgenommen werden könne.

5.5.4 Lösungsorientiertes Vorgehen

Die lösungsorientierte Kurztherapie (de Shazer 1988; 1991) konzentriert sich auf die Problemlösung und damit auf die angestrebte Veränderung. Das defizitorientierte Sprachspiel wird in ein »lösungsorientiertes Sprachspiel« (Miller u. de Shazer 1999) überführt, indem auf Lösungen statt auf Probleme fokussiert wird: auf die Stärken des Patienten und auf die positiven Effekte der Symptomatik; Symptome werden als Fähigkeiten umgedeutet und positiv konnotiert. Die Behandlungsziele sollen klar definiert werden und klein, realistisch und bedeutsam für den Klienten sein. Konkrete und verhaltensbezogene Ziele können besser erreicht werden als vage Vorstellungen. Sie sollen eher das Vorhandensein als die Abwesenheit von etwas zum Ausdruck bringen und eher einen Anfang als ein Ende beschreiben.

Die Schilderung des Problems ist untergeordnet und kann auf ein Minimum beschränkt bleiben. Die Therapie kann auch dann effektiv sein, wenn der Therapeut das Problem des Klienten nicht beschreiben kann. Der Therapeut und auch der Klient müssen aber auf jeden Fall wissen, woran für beide erkenntlich sein wird, dass das Problem gelöst ist.

Die »Wunderfrage« lenkt den Blick auf die Zukunft nach der erstrebten Problemlösung:

> *»Angenommen, in der kommenden Nacht würde ein Wunder passieren und Ihr Problem wäre gelöst. Was wäre das erste Anzeichen, an dem Sie merken würden, dass das Problem gelöst ist? Was würden Sie morgen anders machen?«*

Um das Selbstwertgefühl und die Würde des Klienten zu fördern, sollte der Therapeut den Weg zur Zielerreichung als »harte Arbeit« anerkennen. Er sollte mehr von dem tun, was funktioniert, und etwas anderes tun, wenn etwas nicht funktioniert. Das Erfragen von Ausnahmen vom Problem holt vom Patienten vergessene Ressourcen in die Erinnerung und ersetzt seine problemorientierte Geschichte durch eine lösungsorientierte.

Wenn ein Patient über innere Stimmen klagt, könnte eine Kontextualisierung durch die Frage nach Ausnahmen vom Problem erfolgen: »Wann zuletzt haben Sie keine inneren Stimmen gehört? In welchen Situationen hören Sie keine Stimmen? Was machen Sie dann anders?«

Skalierungsfragen können Veränderungen klarer vor Augen führen.

»Stellen Sie sich eine Skala von null bis zehn über Ihren Zustand vor, Therapiebeginn wäre null, Therapieziel zehn. Wo wären Sie jetzt?« Antwortet der Patient beispielsweise »drei«, fragt man weiter: »Wie haben Sie es geschafft, in der kurzen Zeit von null auf drei zu kommen?« Sollte er antworten »minus zwei«, könnte man entgegnen: »Es ist nicht ungewöhnlich, dass sich der Zustand nach … Sitzungen verschlechtert; bei vielen Patienten liegt der Skalenwert dann bei minus drei. Wie haben Sie es geschafft, dass es bei Ihnen nur bis minus zwei zurückging?« Damit werden die Ressourcen des Patienten erfragt. Sollte er den Erfolg extern attribuieren, z. B. »Die Familie hat mir geholfen«, könnte man ressourcenorientiert entgegnen: »Wie haben Sie es geschafft, die Hilfe der Familie nutzbringend für sich einzusetzen?« Nach diesem Diskurs könnte sich eine Zukunftsfrage anschließen: »Angenommen, Sie wollten morgen einen Skalenpunkt weiterkommen (z. B. von minus zwei auf minus eins oder von drei auf vier): Was müssten Sie tun?«

Die 53-jährige Frau B. mit der Diagnose einer schizoaffektiven Störung, von Beruf kaufmännische Angestellte, hatte im Alter von 29 Jahren nach der Trennung von ihrem ersten, alkoholkranken und kriminellen Mann die erste psychotische Episode. Die damals zweijährige Tochter wuchs dann bei ihr auf und ist zwischenzeitlich ausgezogen. Seitdem hatte sie zeitweise akustische Halluzinationen und hörte ein schreiendes Kind, es kam zu mehreren stationären Behandlungen. Seit elf Jahren ist sie mit ihrem jetzigen Mann zusammen, der ebenfalls Alkoholiker ist und auch an einer Psychose leidet. Die medikamentöse Behandlung erfolgt in einer anderen Praxis. Auf Empfehlung einer Bekannten kam sie zu mir und erwartete von einer Psychotherapie eine Besserung ihrer Ängste, mehr Selbstbewusstsein, das Ergründen der Ursache ihrer Psychose und einen Abbau ihrer Schuldgefühle, wenn sie sich wehre. Die folgenden sechs Therapiesitzungen waren über einen Zeitraum von neun Monaten verteilt.

In der *ersten Sitzung* führte sie ihre Probleme auf ihre frühere Scheidung zurück; damals habe ihre Mutter gesagt, sie solle mit ihrem kleinen Kind in den Neckar gehen.

Die *zweite Sitzung* machte deutlich, dass sie mich als Ansprechpartner sieht, um über ihr Leben erzählen zu können; wir besprachen lösungsorientiert Ausnahmen vom Problem: Im Schwimmbad und bei ihren Katzen gehe es ihr besser. Als Hausaufgabe empfahl ich ihr, sie solle sich überlegen, was ihre Stärken seien.

In der *dritten Sitzung* zählte sie einige Stärken auf, unter anderem den Umgang mit anderen Menschen und mit Tieren. Auf einer zehnstufigen Skala schätzte sie ihre Besserung seit Behandlungsbeginn auf vier ein. Wegen ihrer Probleme mit dem als bösartig geschilderten Mann gab ich ihr die Hausaufgabe, zu überlegen, wieso sie trotz der Konflikte noch mit ihm zusammen sei. Das war eine Fokusverschiebung auf die positiven Dinge in ihrer Ehe.

In der *vierten Sitzung* entschied sie sich bewusst, das schwierige Zusammenbleiben mit ihrem Mann einer Trennung vorzuziehen. Gegenüber der Schwiegermutter konnte sie sich nun gut wehren, was sie auf die Psychotherapie zurückführte. Ich empfahl ihr, mehr von dem zu tun, was ihr guttat, nämlich Sozialkontakte auszubauen, eventuell über Gesprächskreise beim Sozialpsychiatrischen Dienst oder bei der Kirche.

Ich konnotierte ihren Veränderungswillen in der *fünften Sitzung* positiv, führte die Metapher des Stehaufmännchens ein und ermunterte sie, einem Chor beizutreten.

Bis zur *sechsten Sitzung* war sie im Kirchenchor aufgenommen und plante zusätzlich, Flöte zu spielen. Ich beendete die Therapie mit der

Empfehlung, einen Freundeskreis aufzubauen. Im Rückblick fand sie es hilfreich, in der Therapie Halt und eine Aussprachemöglichkeit gefunden zu haben.

Zusammenfassung: Über ihrer Problemgeschichte, Opfer ihrer Mutter und ihrer Partner zu sein, vergaß Frau B. ihre Fähigkeiten und blockierte positive Veränderungen. Von mir wurden vor allem lösungsorientierte Methoden eingesetzt, wie positive Konnotation und Fokusverschiebungen von Defiziten auf Ressourcen, um das Selbstbewusstsein und die Problemlösefähigkeiten der Patientin zu stärken. Ich ermunterte sie immer wieder, mehr von dem zu tun, was funktionierte und als hilfreich erlebt wurde. Daraus entwickelte sich eine lösungsorientierte Geschichte: Sie liebte schwimmen, war tierlieb und konnte mit ihren Mitmenschen gut umgehen; ihre Ehe war ihr trotz der Schwierigkeiten wichtig; der dadurch erreichte Zugewinn ihres Selbstbewusstseins machte sie mutiger gegenüber der Schwiegermutter und stärkte ihre Eigeninitiative, einem Chor beizutreten und Flöte spielen zu lernen. Um die Therapie nicht zum Ersatz für den notwendigen Freundeskreis werden zu lassen, beendete ich sie, nachdem Frau B. ihre Fähigkeiten zur Veränderung erfolgreich einsetzen konnte.

5.5.5 Paradoxe Interventionen

Eine Paradoxie ist ein Widerspruch, »der sich durch folgerichtige Deduktion aus widerspruchsfreien Prämissen ergibt« (Watzlawick Beavin u. Jackson 1967, S. 171 f.). Paradoxien treten in der therapeutischen Situation immer wieder auf. So erhält der Therapeut durch den Patienten oft die paradoxe Aufgabe, ihn von einem Symptom zu befreien, das er eigentlich wegen des damit verbundenen Gewinns behalten möchte. Metaphorisch könnte man den paradoxen Auftrag so beschreiben: »Wasch mich, aber mach mich nicht nass!« Aus einer paradoxen Lage kann man den Patienten durch ein »Gegenparadoxon« (Selvini Palazzoli et al. 1975) befreien.

So kann der Therapeut eine Symptomverschreibung aufgeben: *»Immer wenn in der Familie ein Streit droht, sagen Sie, Sie würden innere Stimmen hören, auch wenn Sie keine hören! Beobachten Sie, wie die Familie reagiert!«*

Wenn der Patient die Aufgabe befolgt und das symptomatische Verhalten zeigt, beweist er, dass er es beeinflussen und damit auch bleiben lassen kann. Wenn er aber Widerstand gegen die Anweisung des Therapeuten leistet und das symptomatische Verhalten nicht zeigt, hat er ebenfalls seine Einflussmöglichkeit auf dieses Verhalten bewiesen. Problemstabilisierende zirkuläre Prozesse im sozialen System (z. B. der Familie) werden damit gestört. Dabei bleibt natürlich offen, ob der Patient wirklich Stimmen hört oder dies nur vorgibt; das spielt für die Intervention der Symptomverschreibung auch keine Rolle. Relevant für problemstabilisierende familiäre Kommunikationsmuster ist nur das, was er in die Kommunikation einbringt, weil die Familienmitglieder nur darauf reagieren können, während die Psyche des Betroffenen durch andere grundsätzlich nicht direkt erschlossen werden kann.[6]

> Ein 35-jähriger Maler hatte erstmals im Alter von 22 Jahren Verfolgungs- und Kontrollängste und war zwischenzeitlich siebenmal wegen einer paranoiden Schizophrenie in stationärer Behandlung gewesen. Früher war er beruflich engagiert gewesen und hatte selbstständig gelebt; krankheitsbedingt war er dann in eine betreute Wohngemeinschaft gezogen und erhielt Rente. Vor der Behandlung zog er gerade von der Wohngemeinschaft zurück in eine Einliegerwohnung bei seinen Eltern. Eine systemische Therapie wurde mit Sitzungsintervallen von anfangs vier Wochen und gegen Ende einigen Monaten durchgeführt, insgesamt gab es elf Sitzungen in einem Zeitraum von zwei Jahren.
>
> Bei der Auftragsklärung am Anfang der Behandlung äußerte er die Erwartung einer neuroleptischen Behandlung, da er sein Problem auch auf eine Störung des Neurotransmitterstoffwechsels zurückführte. Außerdem erwartete er von einer Psychotherapie neue Wege im Umgang mit belastenden Situationen und eine Reduktion der bisher engen Betreuung durch Sozialarbeiter. Er wollte bezüglich seiner paranoiden Befürchtungen durch die Therapie Sicherheit bekommen, »dass alles okay ist«. Er schil-

6 Wenn der Patient über von ihm real wahrgenommene innere Stimmen klagt und keine Einflussmöglichkeiten erlebt, können seine Handlungsmöglichkeiten zum Beispiel durch ein lösungsorientiertes Vorgehen mit Fragen nach Ausnahmen vom Problem erweitert werden (s. o. Abschnitt 5.5.4).

derte sein Muster, in konflikthaften Begegnungen mit anderen Menschen sehr schnell zu vermuten, dass sie schlecht über ihn denken und reden. »Meine Gedanken rasen dann bis in den Wahn. Irgendwann kann ich sie nicht mehr beeinflussen und bin felsenfest überzeugt, dass das Realität ist, dann geht die Psychose los, und ich kann sie nicht mehr aufhalten.« Ich nahm die Einladung nicht an, für seine Beruhigung Verantwortung zu übernehmen, mit der Begründung, ich könne das Risiko nicht ausschließen, dass sein Misstrauen in manchen Fällen begründet sei. Dieses bei Schizophrenien oft zu beobachtende Muster der Verantwortungsabgabe wurde von mir gestört, indem ich seine Unsicherheit nicht reduzierte, sondern als quasi existenzielles Risiko definierte, das er durchaus aushalten könne.

In der *dritten Sitzung* wurde deutlich, dass seine Mutter durch den von ihm gewünschten beruhigenden Zuspruch einen zirkulären Prozess unterstützte, der zur Aufrechterhaltung seiner Verhaltensweisen beitrug. Als Freunde, die er zu einem Fest eingeladen hatte, absagten, dachte er, gegen ihn werde etwas inszeniert. Er schilderte diese Ängste seiner Mutter und ließ sich von ihr – wie immer in beängstigenden Situationen – beruhigen. Es ist anzunehmen, dass er durch dieses Muster einen doppelten Gewinn hatte: Zum einen bekam er die Zuwendung durch seine Mutter, zum anderen ersparte er sich die Auseinandersetzung mit seinen Ängsten und seinen Freunden. Durch ihr stützendes Verhalten verstärkte sie dieses Muster. Da er die Beruhigung durch seine Mutter als sehr hilfreich empfand, gab ich ihm die paradoxe Aufgabe, er solle ausprobieren, wie er seine Mutter zu noch mehr beruhigenden Äußerungen veranlassen könne. Damit eröffnete ich ihm die Möglichkeit einer neuen Wirklichkeitskonstruktion, sodass das Muster zukünftig nicht mehr unbewusst ablaufen konnte.

Vor der *vierten Sitzung* hatte der Patient ein Gespräch mit der Sozialarbeiterin des Sozialpsychiatrischen Dienstes gehabt, in dem sie ihm viele bohrende und aufwühlende Fragen gestellt hatte. Danach seien ihm »aus heiterem Himmel« wahnhafte Gedanken an eine »Inszenierung« gegen ihn gekommen. Meine Hypothese war, dass er eine Abgrenzung von der Sozialarbeiterin und einen Konflikt mit ihr vermied und den Schauplatz des Konflikts in einen diffusen Wahn verlegte. Ich ging dieser Hypothese nach und fragte ihn: »Was wären die Konsequenzen, wenn sich ein

Zusammenhang zwischen Ihrer Konfliktvermeidung und Ihren Wahnideen herausstellen würde und Sie sich abgrenzen würden, statt sich zurückzuziehen? Falls Sie dann sagen würden, dass Sie die bohrenden Fragen nicht beantworten wollten?« Seine Antwort zeigte eine starke Angst vor Beendigung der Betreuung durch den Sozialpsychiatrischen Dienst, die er auf keinen Fall riskieren wollte. Ich intervenierte paradox: »In diesem Fall ist es besser für Sie, das Aufgewühltsein wahnhaften Ideen zuzuschreiben, die vom Himmel fallen, und es zu ertragen.« Meine Hausaufgabe am Ende der Sitzung steigerte noch diese Paradoxie: Ich deutete sein Problem dahin gehend, es scheine doch ein gewisses Risiko zu bestehen, dass er sich von der Sozialarbeiterin und ihren bohrenden Fragen abgrenzen wolle, womit er aber die Beziehung aufs Spiel setzen würde. Deshalb empfahl ich ihm, zehn weitere Methoden zu überlegen, wie er in diesem »gefährlichen« Fall gegebenenfalls den Konflikt deeskalieren könne. Diese Aufgabe löste Verwirrung bei ihm aus.

Für mich wurde in mehreren Sitzungen ein weiterer für Schizophrenie typischer zirkulärer Prozess offensichtlich: Auch die Eltern hatten wohl einen Gewinn durch die Krankheit des Sohnes. Sein Umzug aus seiner Wohngemeinschaft zurück in das Haus zu ihnen hatte den häufigen Streit zwischen beiden deutlich reduziert, und die Anwesenheit des Sohnes bot der Mutter offensichtlich Schutz gegenüber dem verbal aggressiven Vater. Dieses positive Ergebnis seiner Rückkehr zu den Eltern verstärkte vermutlich seine unbewusste Motivation, bei ihnen zu bleiben und auf Autonomie zu verzichten. Die bisherigen Gespräche hatten aber seine Wünsche nach Autonomie gestärkt. In der *fünften Sitzung* äußerte er die Absicht, sich von den Eltern mehr abzulösen und wieder bei ihnen auszuziehen. Auch hier intervenierte ich paradox und wies auf die von ihm erwähnten Risiken hin, z. B. auf verstärkten Streit der Eltern, ein »Spiel mit dem Feuer«. Er sollte dann als Hausaufgabe überlegen, wie er gegebenenfalls »versehentliche Verselbstständigungsschritte« wieder rückgängig machen könnte.

In der *siebten Sitzung* ging es ihm deutlich besser. Meine paradoxen Interventionen hatten bei ihm offensichtlich zuvor vermiedene Denkprozesse über die Risiken von Abgrenzung und Verselbstständigung ausgelöst mit dem Ergebnis, dass er diese Risiken nun realistischer und damit als tragbar einschätzte. Er meinte nun, die Mutter sei »gut drauf«, die

Eltern würden ihn nicht mehr brauchen und würden zurzeit einen Urlaub in Spanien verbringen. Die Mutter sei für sich selbst verantwortlich. »Ich kann mich nicht kaputt machen, nur weil es ihr schlecht geht.« Er habe in der Therapie viel über das elterliche Zusammenleben gelernt und einen Umgang gefunden, der gut sei. Er könne nun aushalten, wenn er mal nicht gut drauf sei. »Ich habe schon lange keine psychotischen Gedanken mehr gehabt, gehe gut mit mir um, höre auf mich und spüre mich. Das ist gut gefestigt.«

In den folgenden Monaten kam es zu einem kurzen Wiederaufflammen der psychotischen Ideen, als er im Urlaub bei einer befreundeten Familie auf engstem Raum ohne Abgrenzungsmöglichkeit lebte. Als Konsequenz brach er den Urlaub ab und erkannte im Therapiegespräch die Signalwirkung seiner »Gedanken an Inszenierung« in belastenden Situationen, in denen für ihn Abgrenzung und Verantwortungsübernahme anstanden. Er arbeitete neben der Rente auf 400-€-Basis, dehnte die Arbeit maximal aus und plante bei stabilem Wohlbefinden, nach dem Auslaufen seiner Zeitrente sich beruflich selbstständig zu machen und dann bei den Eltern auszuziehen. Die Therapie hatte bei ihm zu einer vermehrten Verantwortungsübernahme und Abgrenzung gegenüber den Eltern geführt und seine Selbstständigkeit gefördert. Die neuroleptische Behandlung wurde durchgehend weitergeführt.

Zusammenfassung: Der Patient handelte anfangs mehr oder weniger unbewusst und genoss den sogenannten sekundären Krankheitsgewinn durch seine Symptome: den engen Kontakt zur Mutter und ihren Trost bei Sorgen und Ängsten, den von ihm für notwendig gehaltenen Schutz der Ehe der Eltern dadurch, dass er zurück in ihr Haus zog, und die Betreuung durch den Sozialpsychiatrischen Dienst mit einem für ihn erträglichen Mittelmaß zwischen Nähe und Distanz. Er übernahm wenig Verantwortung für seine Handlungen und reagierte bei Konflikten und Ängsten mit einem inneren Rückzug mit der Folge psychotischer Symptome. In der Therapie wurden diese Muster offengelegt und damit gestört, und es wurden ihm mit neuen Sichtweisen auch neue Narrative für sein Leben angeboten, mit denen er experimentieren und schließlich besser und zufriedener leben konnte als mit den früheren Mustern. Er übernahm dann Verantwortung für seine Handlungen, indem er z. B. die Verantwortung für die Ehe der Eltern ablehnte, und merkte dabei, dass die von ihm früher befürchteten

Folgen für die Eltern nicht eintraten, sondern dass sie ohne Streit miteinander in Urlaub gingen. Abgrenzung und Verantwortungsübernahme wurden für ihn bessere Alternativen als der frühere Rückzug in die psychotische Gedankenwelt (aus: Ruf 2013, S. 71 ff.).

5.5.6 Rituale

Therapeutische Rituale können als symbolische Handlungen neue Unterscheidungen ermöglichen und damit neue Sichtweisen einführen sowie gleichzeitig beide Seiten von Widersprüchen, Paradoxien und Ambivalenzen enthalten. Sie sollen zum Leben und den Wirklichkeitskonstruktionen der Patienten passen und Lösungswege eröffnen. Sie geben dem Patienten die Erlaubnis, im Ritual bisher ungelebte oder gefürchtete Seiten testweise zu leben (vgl. Imber-Black, Roberts u. Whiting 1998).

In der Therapie können Rituale zu verschiedenen Themen eingesetzt werden, zum Beispiel als regelmäßige Familienberatungen, gemeinsames Essen, Trauerrituale oder Feiern.

Das Ritual der geraden und ungeraden Tage (Selvini Palazzoli et al. 1979) kann durch eine zeitliche Entzerrung gegensätzlicher Strebungen oder Verhaltensweisen Blockierungen lösen. In der Einzeltherapie kann es zur Klärung starker Ambivalenzen, die Entscheidungen verhindern, eingesetzt werden:

> *»An allen geraden Tagen des Monats leben Sie so, als ob Sie sich für A entscheiden würden, und malen sich Ihre Zukunft aus, wie es Ihnen in einem, zwei oder zehn Jahren gehen würde. An den ungeraden Tagen des Monats leben Sie so, als ob Sie sich für B entscheiden würden. Beobachten Sie Unterschiede zwischen den geraden und ungeraden Tagen, wann es Ihnen besser und wann es Ihnen schlechter geht.«*

Damit werden die ambivalenten Strebungen zeitlich getrennt, und anstehende Entscheidungen werden erleichtert.

Die 22-jährige Frau K. hatte nach Konsum von Marihuana im Alter von 17 Jahren die erste psychotische Episode, dann mit 21 nach dem Abitur die zweite Episode, seitdem nahm sie Neuroleptika. Der Vater und der

Bruder litten ebenfalls unter einer Psychose. Sie kam symptomfrei in meine Behandlung und wünschte eine Überwachung der Medikation sowie Psychotherapie, um mehr Stabilität zu bekommen.

In der *ersten Sitzung* formulierte sie als Therapieziel, mehr auf sich und ihr Inneres zu hören und für Gefühle sensibler zu werden. Als Auslöser für die erste psychotische Episode sah sie ihre Umbruchphase mit dem ersten Freund und der Schwierigkeit, sich von den Eltern zu distanzieren. Eine erneute Umbruchphase nach dem Abitur habe dann zur zweiten Episode geführt. Bei beiden Erkrankungen habe sie die Beziehung zum Partner infrage gestellt. Ich formulierte die Hypothese, dass sie in der Psychose vielleicht auch etwas Schönes fand und ihrem Freiheitsdrang nachgehen konnte, und gab ihr die Hausaufgabe, darüber nachzudenken.

Die *zweite Sitzung* bestätigte meine Hypothese. Die Freiheit sei anfangs in beiden psychotischen Episoden schön für sie gewesen. Sie litt unter der starken Kontrolle durch die Eltern. In der dritten Sitzung äußerte sie, sie habe sich in der Krankheit zum Teil gewollt unkontrolliert verhalten. Auch das Essverhalten unterlag einer starken Kontrolle. Um ihr die Erfahrung zu ermöglichen, »kontrolliert« ihre Kontrolle zeitweise aufzugeben, empfahl ich ihr das Ritual, sich in jeder Woche einmal für zwei Stunden gehen zu lassen und nicht zu kontrollieren.

Wie sie in der *vierten Sitzung* berichtete, machte sie sich nach dieser Aufgabe Gedanken, wann sie Zeit für sich brauchte oder sich gehen lassen wollte, und fand einen besseren Rhythmus für ihr Leben. In Situationen von Unsicherheit fuhr sie sich mit der Hand durch das Haar; daraus konstruierte sie das Problem, ihre Unsicherheit könne von anderen erkannt werden, und fühlte sich noch unsicherer. Um ihre Problemkonstruktion zu stören und ihr Verhalten zu entpathologisieren, gab ich ihr das Ritual zur Aufgabe, diese Geste ab und zu bewusst zu tun, auch wenn sie nicht unsicher sei, und die Reaktionen anderer zu beobachten. In der folgenden Sitzung berichtete sie, dass das niemanden interessiert habe; dadurch fühlte sie sich jetzt sicherer.

Die *sechste* bis *achte Sitzung* waren den Auswirkungen der Psychose in der Familie gewidmet. Sie hatte in der Psychose ihre aggressiven Seiten zeigen können, hatte Abstand von der Familie bekommen und war erwachsener geworden. In der Familie hatten Gespräche zu mehr Offenheit geführt. Als sie mich in der *achten Sitzung* bremste und »nicht in die Tiefe gehen« wollte, konnotierte ich dieses Bremsen positiv, zumal in der Vergangenheit die Psychose sie vor Verantwortungsübernahme und zu schneller Veränderung gebremst hatte. Wenn sie aktiv vorher bremste, würde sie die Psychose nicht dazu brauchen.

Die *16. Sitzung* hatte ihre Beziehung zum Freund zum Thema; eigentlich wollte sie sich in verschiedenen Situationen mehr abgrenzen, vermied dies aber, weil er sonst denken würde, sie käme wieder in eine Krankheitsphase oder sie wäre gegen die Beziehung. Damit steckte sie in einer Doublebind-Situation: einerseits der unausgesprochene Auftrag des Freundes, gesund zu werden und sich gesund zu verhalten, andererseits würde gesundes, d. h. hier autonomes, Verhalten Krankheit bedeuten.

In der *17. Sitzung* ging es ihr gut. Sie hatte in ihrem Leben einiges geändert. Sie versuche nun jeden Tag, sich gern zu haben, habe weniger Angst, etwas falsch zu machen, lade sich nicht mehr so viel auf. Wichtig sei für sie die Erkenntnis, dass die Krankheit auch für etwas gut sei und immer einen Sinn habe.

5.5.7 Rückfallprophylaxe

Eine Rückfallprophylaxe (vgl. Retzer 2004; Schweitzer u. v. Schlippe 2006) kann erfolgen durch Kommunikation über das Vermeidbare. Dadurch werden riskante Verhaltensweisen oder »Fettnäpfchen«, in die der Patient treten könnte, deutlicher.

> *»Angenommen, Sie wollten morgen wieder in eine Psychose kommen: Was müssten Sie tun? Wie würden Sie das ganz sicher erreichen? Falls Sie wollten, dass ein Rückfall diagnostiziert wird und Sie wieder in die Klinik eingewiesen werden: Welche Verhaltensweisen müssten Sie zeigen?«*

Unterschiede zwischen bisherigen Rückfällen werden oft von den Patienten und Familien ausgeblendet. Das Erfragen von Unterschieden in der Beschreibung, Erklärung und Bewertung verschiedener Rückfälle kann helfen, besser mit Auslösesituationen umzugehen.

Die Erörterung negativer Konsequenzen ausbleibender Rückfälle kann Ambivalenzen in der Motivationslage und in den Zielen wie auch den Preis für einerseits pathologisches und andererseits normales Verhalten verdeutlichen.

> *»Angenommen, die bisher jährlichen Rückfälle würden zukünftig ausbleiben und die Rentenversicherung würde Ihre Rente streichen: Wie würde Ihr Leben dann weitergehen? Wäre das eine gute Lösung? Wenn zukünftig keine Rückfälle mehr auftreten würden und Sie sich nicht mehr verrückt verhalten würden: Wäre das gut? Wie würde die Familie reagieren? Würde es Ihnen dann langweilig?«*

5.5.8 Familientherapie

Besonderheiten bei der Familientherapie

Wenn Patienten in der Familie leben, ist es sinnvoll, diese in die Therapie einzubeziehen. Eine Familientherapie kann parallel zur Einzeltherapie erfolgen. Oft schrecken Familienangehörige vor einer Familientherapie zurück, weil sie damit assoziieren, sie seien selbst behandlungsbedürftig, krank oder gar an der Psychose des Patienten mit schuld. Solchen Einwänden kann begegnet werden, wenn man die Angehörigen als »Ko-Therapeuten« aufwertet, deren gute Kenntnis des Patienten in der Therapie gebraucht wird, um ihm zu helfen.

Die oben beschriebenen Prinzipien und Methoden gelten auch für die Familientherapie bei schizophrenen und schizoaffektiven Störungen. Im Folgenden soll auf die Besonderheiten und Schwerpunkte des familientherapeutischen Vorgehens noch näher eingegangen werden.

Familien mit einem schizophrenen Mitglied

In der Therapie von Familien mit einem schizophrenen Mitglied werden die beschriebenen Muster der Konfliktvermeidung deutlich. Um den Familien in ihren Wirklichkeitskonstruktionen zu begegnen, kann man diese Konfliktvermeidung positiv konnotieren als (vorerst) sinnvolles Verhalten, das bei möglichen oder drohenden Veränderungen auch bewusst eingesetzt werden kann.

> *»Nach unserem Gespräch habe ich den Eindruck, dass das Klären dieses Konflikts doch erhebliche Risiken mit sich bringt. Ich würde Ihnen deshalb empfehlen, das Lösen des Konflikts noch nicht anzugehen und vorerst zu verschieben.«*

In der therapeutischen Situation wirkt die Kommunikation besonders bei Familien mit einem schizophrenen Mitglied konfus und verwirrend. Über die therapeutische Beziehung gibt es oft keinen Konsens. Der Therapeut fühlt sich genötigt, zu strukturieren und für Ordnung zu sorgen. Falls er diesem Drang nachgibt, riskiert er, dass sich die Familie seinen Kontrollversuchen entzieht und noch uneindeutiger kommuniziert, da jeder die Sorge hat, das Ergebnis jeglicher Festlegung könnte den anderen bevorzugen und ihn selbst zum Verlierer machen. Es empfiehlt sich, eingrenzende, strukturierende und klärende Aktionen eher zu unterlassen (Retzer 2004, S. 148).

Der Therapeut sollte die Vorläufigkeit und Unklarheit jeder therapeutischen Absprache betonen und offen lassen, ob denn überhaupt Therapie stattfindet oder nur ein unverbindliches Vorgespräch. Statt eines lösungsorientierten oder zielorientierten Vorgehens sollte er jede Art eines therapeutischen Vorgehens infrage stellen. Er sollte keine Verantwortung für einen geordneten Kommunikationsprozess übernehmen, sondern Verantwortung für die Unverbindlichkeit der Kommunikation. Statt das beobachtete Chaos negativ zu bewerten, sollte er den Beitrag aller Beteiligten dazu positiv und als funktionell bewerten. Klare, einengende und konfliktbegünstigende Strukturen und Festlegungen sollten von ihm negativ bewertet werden. Er sollte sich nicht entschlusskräftig, sondern widersprüchlich und ambivalent zeigen. Seine Aussagen sollten widersprüchlich und unklar bleiben. Er sollte nicht Gewissheit vermitteln, sondern nicht wissend und nicht verstehend lediglich Fragen stellen. Statt bekannte und erwartete Sichtweisen zu vertreten, sollte er mit unerwarteten Positionen überraschen, die neue Sichtweisen eröffnen.

Oft wird Schizophrenie als chronische Angelegenheit und als unabänderliche »Eigenschaft« des Patienten angesehen. Da Eigenschaften eine Kontextunabhängigkeit und Unveränderbarkeit zugeschrieben wird, kann eine Transformation von Eigenschaften in kontextabhängige Verhaltensweisen die Beeinflussbarkeit unterstützen.

> *»Was macht Ihr Sohn, wenn er sich psychotisch zeigt?« »Seit wann hält Ihr Vater Sie für psychotisch? Was müssten Sie (wie lange) tun, damit Ihr Vater nicht mehr denkt, Sie wären psychotisch?«*

Das psychotische Verhalten kann kontextualisiert werden, indem man Situationen, Kontexte und Zeiträume erfragt, in denen es gezeigt wird.

> *»In welchen Situationen äußert Ihr Sohn, dass er innere Stimmen hört? Wann zeigt er sich besonders zurückgezogen? Wann zeigt er sich völlig normal?«*

Mit triadischen Fragen können zirkuläre Prozesse im sozialen System deutlich gemacht werden.

> *»Wie reagiert die Mutter, wenn sich Ihr Sohn psychotisch zeigt? Was tut Ihr Sohn dann, wenn die Mutter so reagiert? Was müsste die Mutter tun, wenn sie erreichen wollte, dass Ihr Sohn sich psychotisch zeigt?«*

Eine Störung solcher Interaktionszirkel kann durch eine Symptomverschreibung erreicht werden. Nach einer solchen Aufgabe wird in der Familie bei zukünftigen Klagen über Symptome immer eine Unsicherheit bestehen, ob diese möglicherweise gespielt sein könnten. Das Muster der Konfliktvermeidung in diesen Familien durch die schizophrene Kommunikation wird dadurch gestört, und die Konflikte können dann offengelegt und neu organisiert werden.

> *»Berichten Sie Ihrer Familie ab und zu, Sie würden innere Stimmen hören, auch wenn Sie gerade keine hören. Beobachten Sie, wie Ihre Familie reagiert.« Der Familie kann die Aufgabe gegeben werden, zu raten, wann das angegebene Stimmenhören echt und wann es gespielt sei.*

Bei starken Ambivalenzen wollen manche Patienten die Verantwortung für anstehende Entscheidungen an den Therapeuten abgeben. Hier kann eine Uneindeutigkeit in der Bewertung die Verantwortung zurückgeben und statt des Entweder-oders einer riskanten Entscheidung ein Sowohl-als-auch ermöglichen. Methodisch wird dies durch ein therapeutisches Splitting erreicht. Falls mehrere Therapeuten anwesend sind oder sich der Therapeut mit einem Team beraten kann, könnte ein Teamsplitting so formuliert werden:

> *»Ich habe mich gerade in der Pause mit meinem Team beraten. Die Hälfte des Teams meinte, es sei für Ihren 20-jährigen Sohn gut, sich eine eigene Wohnung zu suchen und baldmöglichst auszuziehen, weil sich Ihr Sohn jetzt von den Eltern abnabeln sollte. Die andere Hälfte des Teams äußerte aber große Bedenken und traute Ihrem Sohn ein selbstständiges Leben noch nicht zu, weil er immer wieder mit seinen Symptomen signalisiert, dass er noch die Unterstützung der Eltern benötigt; diese Kollegen meinten, Sie sollten ihn vorerst weiterhin versorgen. Deshalb können wir Ihnen zu Ihrer Frage keinen Rat geben. Wir sind aber gespannt, welcher Teil des Teams in Zukunft Recht behalten wird.«*

Ist man als einzelner Therapeut ohne Team tätig, kann man das Splitting auf die eigenen Persönlichkeitsanteile übertragen.

> *»Ich bin unschlüssig, was ich Ihnen raten soll. Ein Teil in mir ist überzeugt, dass Ihr Sohn ausziehen sollte; dafür spricht ... Ein anderer Teil in mir meint allerdings, dass Sie ihn weiterhin zu Hause versorgen sollten, weil ...«*

Dadurch präsentiert man sich dem Patienten und seiner Familie als Modell dafür, dass man auch mit unterschiedlichen Meinungen im Team zusammenarbeiten oder selbst mit den eigenen Ambivalenzen leben kann.

Wenn sich der Schizophrene immer wieder in seinen dargebotenen Symptomen unverständlich zeigt oder einfach schweigt und sich in der Kommunikation aus der Verantwortung zurückzieht, wird er meistens mit der Zeit aus der familiären Kommunikation ausgeschlossen (Exkommunikation; Retzer 2004). Die folgenden Methoden helfen, ihn wieder in die Kommunikation einzuführen (vgl. Abschnitt 5.2.1).

Der Therapeut sollte mit dem Exkommunizierten selbst sprechen und nicht nur mit seiner Familie über ihn diskutieren. Dadurch wird der Patient eingeladen, sich als vernünftiger Kommunikationspartner zu präsentieren, und er bekommt wieder Verantwortung für seine Kommunikationsbeiträge zugewiesen.

Der wirren Sprache des Schizophrenen kann man durch eine Entkoppelung von Intentionalität und Verstehbarkeit begegnen. Dabei setzt man die prinzipielle Verstehbarkeit des anderen voraus und unterstellt seinen unverständlichen Äußerungen eine Bedeutung und Absicht. Dann wird eine Kommunikation mit ihm möglich.

> *»Sie haben sicherlich gute Gründe, sich mir jetzt unverständlich zu zeigen, auch wenn ich die Gründe noch nicht verstanden habe ... Ich werde Ihnen jetzt eine Frage stellen, und Sie entscheiden dann darüber, ob es für Sie sinnvoller ist, zu antworten oder nicht zu antworten, und ob es für Sie sinnvoller ist, sich mir verständlich oder unverständlich zu machen.«*

Eine Metakommunikation über das therapeutische Gespräch gibt dem Therapeuten Rückmeldung über seine Interventionen und weist der Familie auch die Verantwortung zu, den Therapieprozess mitzugestalten.

> *»Wie läuft unser Gespräch? Ist es für Sie hilfreich? Angenommen, unsere Gespräche würden so weitergehen, wie würde es in einem Jahr aussehen? Wäre Ihr Problem dann gelöst? Falls es nicht gelöst wäre: Was hätte in der Therapie gefehlt?«*

Das Muster der Konfliktvermeidung mit Rückzug in die Psychose tritt nicht nur im Alltag auf, sondern kann auch in der therapeutischen Situation bei einer Thematisierung des Zentralkonflikts oder bei Bekenntnisfragen erfolgen, wenn der Patient sich nicht äußern möchte. Bei solchen psychotischen Reaktionen ist es sinnvoll, dass der Therapeut in einer Metakommunikation sich selbst als Verursacher benennt und anderen keine Schuld zuweist.

> *»Glauben Sie, es war zu früh, dass ich Ihnen jetzt schon Fragen zu Ihrer Zukunftsplanung gestellt habe? Sie haben sicherlich gute Gründe, auf meine Frage eine unverständliche Reaktion zu zeigen. Wenn Sie denken, die Zeit für dieses Thema sei gekommen, geben Sie mir bitte Bescheid.«*

Mögliche Rückfälle mit Klinikeinweisung können im Gespräch vorweggenommen und als nicht außergewöhnlich deklariert werden. Zur Rückfallprophylaxe kann mit der Familie erörtert werden, was jeder

Einzelne dazu beitragen könnte, falls er einen Rückfall des Patienten provozieren wollte.

> *»Falls Sie erreichen wollten, dass Ihr Sohn bald wieder in die Klinik eingewiesen wird: Was müssten Sie tun? Natürlich wollen Sie das nicht erreichen. Ich frage Sie nur, damit Ihnen bewusster wird, was Sie besser vermeiden sollten.«*

Um keine Schuld zugesprochen zu bekommen, werden heikle Themen in den Familien oft nicht kommuniziert. Positive Umdeutungen und eine Entpathologisierung von symptomatischen Verhaltensweisen können von der angenommenen Schuld entlasten.

> Alexander F., 20 Jahre alt, hatte die Idee: »Ich muss die Familie zusammenhalten.« Er hatte seit Jahren Cannabis konsumiert und war dann mit einer psychotischen Symptomatik stationär behandelt worden. In gebessertem Zustand kam er danach in Begleitung seiner Mutter in meine Behandlung. Er lebte bei den Eltern, der Abschluss seiner Berufsausbildung stand bevor. Die Symptomatik war zwischenzeitlich gut gebessert.
>
> Herr F. selbst erwartete von der Behandlung, von seinen Gedanken an Suchtmittel loszukommen und ohne Psychose wieder arbeiten zu können. Ich empfahl: 1. die Weiterführung der neuroleptischen Therapie bei meinem Praxiskollegen, 2. eine Einzel-Psychotherapie bei mir, 3. eine Familientherapie bei meiner Frau. Meine ersten beiden Vorschläge wurden angenommen, während Familientherapie nicht für notwendig erachtet wurde.
>
> In den *ersten*, etwa vierwöchentlich stattfindenden Therapiesitzungen wurden seine früheren Wünsche, durch Cannabis zu entspannen, deutlich. Er nahm meine Umdeutung an, dass er in seiner Psychose eine Traumwelt aufbaute, eine Art »Heimkino«, in das er fliehen konnte, wenn die Atmosphäre in der Familie angespannt war. Die Familie war nach seiner Einschätzung in einer bedrohlichen finanziellen Situation, und die Eltern hatten einen Paarkonflikt. Wir besprachen, wie er es schaffen könnte, wieder in eine Psychose zu kommen: durch erneutes Kiffen oder auch, wenn er zu selbstbewusst seinen Willen gegenüber anderen durchsetzen wollte.
>
> Vor der *vierten Therapiesitzung* setzte er die Medikamente eigenmächtig ab, schlief nicht mehr und wirkte im Therapiegespräch angespannt

und durcheinander, wie vor einer psychotischen Dekompensation. Er äußerte seine Sorge, dass im Fall seiner Ablösung von der Familie und seines Auszugs die Mutter mit dem Alleinsein nicht klarkomme und eine Scheidung der Eltern drohe. Seine Klinikbehandlung habe alle wieder zusammengebracht. Die Sitzung war emotional sehr ergreifend, er weinte. Ich nahm seine Sichtweise des familiären Problems auf und deutete sie als Lösung um. In diesem Sinn äußerte ich meine Anerkennung für sein enormes Opfer, als Sorgenlieferant die Familie zusammenzuhalten mit dem Preis der Psychose. Gegen Ende der Sitzung wirkte er wieder klar, der präpsychotische Zustand war abgeklungen, und er äußerte seine Bereitschaft, wieder Medikamente einzunehmen.

Ich entwickelte folgende Hypothese: In der Psyche des Herrn F. herrschte die Vorstellung vor, dass die psychotischen Symptome und die Klinikbehandlung nicht nur Leiden mit sich brachten, sondern aus seiner subjektiven Sicht auch etwas Gutes hatten: Die Eltern wurden von ihrem Streit abgelenkt und wieder zusammengebracht. Und das für Herrn F. unbewusste Opfer war eben auch das Bleiben in der Familie, der Verzicht auf seinen Auszug. Dieses Verbleiben in der Familie hatte bei ihm vermutlich zu einer starken inneren Anspannung geführt, die schließlich in eine Psychose übergegangen war.

Nach dieser Sitzung wurde auf Wunsch der Familie ein *Familiengespräch* bei meiner Frau (Therapeutin) anberaumt. Es erschienen Vater, Mutter, Patient Alexander und Bruder Tim.

THERAPEUTIN: »Mit welchen Erwartungen sind Sie heute hergekommen zu diesem Gespräch?«

MUTTER: »Dass das Zusammenleben besser wird. Ich habe gestern Abend gesagt: ›Ich zieh jetzt dann aus.‹ Dann können alle drei machen, was sie wollen (weint).«

PATIENT: »Vorher ziehe ich aus.«

THERAPEUTIN (ZUR MUTTER): »Und Sie wollen nicht ausziehen? Man könnte auch ganz nüchtern fragen: ›Warum tun Sie es nicht?‹ Das klingt, als ob Sie sagen: ›Eigentlich will ich es gar nicht.‹«

MUTTER: »Eigentlich will ich nicht. Ich habe gestern Abend schon gesagt: Sie (zu den Söhnen) sind beide 18, sie können beide gehen.«

VATER: »Ich glaube, die Verantwortung zur Familie hält sie (die Mutter). Ihm (zeigt auf Alexander) gegenüber die Verantwortung, auch gegenüber Tim, auch mir gegenüber. Sie hält halt schon alles zusammen … Aber das kostet sie auch viel Kraft und das geht bestimmt auch über ihre Kräfte … ein Dauerzustand kann so etwas nicht bleiben … Das muss sich wieder einspielen.«

MUTTER: »Und mit ihm auch (zeigt auf ihren Mann). Das sind praktisch alle drei. Er hat halt schlechte Laune … er schafft lange, dann kommt er heim und motzt nur rum.«

VATER (ZUR MUTTER): »Das machst du aber auch, wenn du vom Geschäft kommst, dann hast du auch schlechte Laune, das merkst du gar nicht mehr.«

THERAPEUTIN (ZUR MUTTER): »Das heißt, Ihr Wunsch wäre zu gucken: Wie können wir so miteinander umgehen, dass es aushaltbar wird für mich, in dieser Familie zu bleiben, dass ich nicht das Bedürfnis hab, davonzugehen?«

MUTTER: »Die reden bloß immer, aber machen tun sie nichts.«

THERAPEUTIN (ZUR MUTTER): »Das heißt, bei Ihnen ist der Schwerpunkt wirklich auf die ganze Familie gerichtet, zu sagen, da muss sich in allen Beziehungen etwas verbessern. Das wäre Ihr Wunsch?«

Mutter nickt.

THERAPEUTIN (ZUM BRUDER): »Wie ist das für Sie?«

BRUDER: »Meistens sind das Dinge zwischeneinander, wo es Streit gibt wegen irgendwelchen kleinen Sachen … Ich finde es nicht so schlimm … zumindest mit meinem Vater. Klar machen wir zu wenig daheim und haushaltsmäßig …«

THERAPEUTIN: »Das heißt, das mit dem Vater belastet Sie nicht so. Was belastet Sie dann? … Ihr Wunsch an die Gespräche?«

BRUDER: »Dass nicht mehr so viel Streit daheim ist …«

THERAPEUTIN: »Das finde ich bemerkenswert: … Es gibt zwar viel Streit auf der einen Seite, aber auf der anderen Seite sind Sie auch eine Familie, wo ich den Eindruck habe, Sie sind sich nicht egal. Sonst würden Sie nicht hier sitzen. Aus einigen Äußerungen habe ich es auch gehört, dass Sie sagen: ›Ich möchte gerne meinen Sohn unterstützen.‹ Und insgesamt ist es eine Atmosphäre, dass Sie sich als Familie nicht egal sind.«

Patient weint.

THERAPEUTIN (ZUM BRUDER): »Auch dass Sie heute hier sitzen und nur kurzfristig informiert wurden und etwas Besseres zu tun hätten, ist auch eine Leistung für die Familie. Ist es o. k., wenn ich einfach ein bisschen weiterfrage?«

PATIENT (WEINT): »Ich muss raus.«

THERAPEUTIN: »Kommen Sie wieder zurück?«

Der Patient Alexander geht aus dem Therapieraum.

VATER: »Ich hätte nicht gedacht, dass es ihm so nahegeht.«

THERAPEUTIN: »Ist das ungewöhnlich für ihn?«

VATER: »Ja, eigentlich ungewöhnlich. So habe ich ihn noch nie erlebt, außer als es so extrem war mit ihm, als er gekifft hat ... Da haben wir wirklich Angst gehabt um ihn.«

...

THERAPEUTIN: »Ich würde jetzt gern mal nach Alexander gucken, weil er lange nicht kommt.«

Therapeutin geht zur Tür und schaut raus.

VATER (ZU TIM): »Als du so schwer krank warst ... und im Krankenhaus warst ...«

Therapeutin kommt ohne Alexander herein.

MUTTER: »Ist er nicht da?«

THERAPEUTIN: »Er hat geantwortet.«

VATER (ZU TIM): »... und du nicht gewachsen bist und du dich zurückgesetzt gefühlt hast, weil du nicht gewachsen bist und Komplexe gekriegt hast dadurch, da hat doch er (Alexander) sich um dich gekümmert. Und jetzt kümmert man sich zwangsläufig mehr um Alexander, weil er ein Problem hat ...«

Alexander kommt herein und setzt sich.

MUTTER (zu Alexander): »Geht's jetzt wieder?«

VATER (ZU TIM): »... du machst deinen Weg. Um Alexander muss man sich halt mehr kümmern.«

BRUDER: »So arg ist der Unterschied ja auch nicht.«

THERAPEUTIN: »Darf ich mal fragen: Ist es so, dass der, der halt Probleme macht oder hat, mehr Zuwendung kriegt? Das wäre ja das, was Sie (zum Vater) gerade gesagt haben.«

VATER: »Zwangsläufig eigentlich.«

...

PATIENT (WEINT): »... ich möchte studieren ... eine friedliche Familie ...«

THERAPEUTIN: »Das heißt, Ihre Idee ist ... Sie möchten eine Familie zurücklassen, die Sie auch gerne zurücklassen, mit einem guten Gefühl zurücklassen?«

PATIENT: »... keine kaputte ...«

THERAPEUTIN (zu Alexander): »Keine kaputte Familie. Das heißt, das wäre für Sie ein Ziel: Die Familie soll sich so entwickeln, dass Sie mit einem guten Gefühl gehen können. Was würde dazu gehören ...?«

PATIENT: »... nicht anschreien.«

THERAPEUTIN: »Das müssten Sie sich ja nicht mehr anhören, wenn Sie gehen. Trotzdem ist es Ihnen nicht egal, was aus den anderen wird, habe ich so gehört.«

MUTTER (zu Alexander): »So kannst du es auch nicht sehen. Wir sind auch vom Organ her manchmal lauter ...«

THERAPEUTIN: »Das heißt, möglicherweise missversteht Alexander auch das ...«

MUTTER: »... ich werde auch recht schnell laut ...«

THERAPEUTIN: »Das heißt, Sie sind eine temperamentvolle Familie, alle ...«

MUTTER: »Ja, das kann man schon sagen, das sind wir alle.«

PATIENT (WEINT): »Das wäre das Letzte, dass mir meine Familie egal wäre ... In der Psychiatrie habe ich gemerkt, dass die Familie das Wichtigste ist.«

THERAPEUT: »Das ist auch spürbar, wenn Sie sagen: ›Bevor ich diese Familie verlasse‹, so habe ich gerade herausgehört, ›möchte ich wissen, dass hier alles in Ordnung ist, dass ich mir keine Sorgen zu machen brauche.‹ Und jetzt habe ich von Ihnen (zur Mutter) gehört, möglicherweise macht er sich vielleicht jetzt schon zu viele Sorgen wegen dem Schreien, weil er das missversteht und das für ihn bedrohlicher wirkt, als es eigentlich ist.«

…

THERAPEUTIN (ZU ALEXANDER): »Was macht Ihnen Sorge? Wem würde es dabei schlecht gehen?«

PATIENT (ZEIGT AUF DEN VATER): »Ihm.«

THERAPEUTIN: »Also um Ihren Vater würden Sie sich dann am meisten Sorgen machen, wenn alle auseinandergingen?«

PATIENT: »Um jeden Einzelnen, wenn sie (die Eltern) sich jetzt trennen würden.«

THERAPEUTIN: »Würden Sie sich mehr um ihn Sorgen machen als um Ihre Mutter?«

PATIENT: »Er würde es noch schwieriger haben, eine neue Partnerin zu kriegen.«

THERAPEUTIN: »Warum?«

PATIENT: »Schon zu alt (Eltern und Bruder Tim lachen), fast eine Glatze.«

THERAPEUTIN: »Zu unattraktiv, um eine Frau zu finden?«

PATIENT: »… so eine wie sie (die Mutter).«

THERAPEUTIN: »Das heißt, eine bessere kriegt er nicht. Und wenn nicht? Man kann ja auch alleine leben. Was wäre das Problem …?«

PATIENT: »… vielleicht wird er Alkoholiker (Mutter lacht) … nein, Spaß, aber ich weiß nicht, allein lebt es sich immer schwieriger.«

THERAPEUTIN (ZUR MUTTER): »Es geht ja erst mal um die Fantasien Ihres Sohnes. Das muss ja nicht Wirklichkeit sein. Sie haben auch gelacht darüber. Möglicherweise sehen Sie es anders oder gar Sie (zum Vater). Das heißt, Ihre Idee ist: Um meinen Vater würde ich mir ein bisschen Sorgen machen.«

PATIENT: »Um die Mutter natürlich auch.«

THERAPEUTIN: »Um die Mutter auch, aber ein bisschen mehr um den Vater, ob der nicht in eine Krise kommt … und ob der es nicht schwer hat, noch mal eine Partnerin zu finden.«

PATIENT: »Das meine ich ernst, das ist kein Spaß.«

VATER: »Also nicht die Midlife-Crisis? Die meinst du nicht?«

PATIENT: »Nein, aber du wirst langsam auch senil.«

THERAPEUTIN: »Das heißt? Was heißt das, senil? Anzeichen von Alzheimer?«

PATIENT: »… Schwerhörigkeit.«

…

THERAPEUTIN: »Einfach alt?«

Alle lachen.

…

Pause vor der Schlussintervention.

THERAPEUTIN: »Vielleicht kann ich Ihnen … weiterhelfen. Ich will Ihnen auf keinen Fall etwas längerfristig Verbindliches vorschlagen, allenfalls noch mal ein weiteres Klärungsgespräch. Aber ich würde Ihnen gerne erst mal eine Rückmeldung geben, wie ich das Gespräch erlebt habe, was mir so eingefallen ist zu Ihnen. Es gibt zwei Richtungen, in die ich gedacht habe. Das eine ist, dass ich gedacht habe: Sie sind eigentlich eine ganz normale Familie insofern, als Sie gerade in der Situation sind, wo die beiden Kinder flügge werden, im besten Mannesalter, habe ich vorhin gesagt, mit 19 und 21, das ist das Alter, in dem die meisten Kinder aus dem Haus gehen. Das … geht in keiner Familie ohne Krise ab, das ist einfach etwas sehr Einschneidendes sowohl für die Kinder, die den Sprung in die Freiheit raus aus dem Nest …«

PATIENT (UNTERBRICHT): »Ich sehe das bei meinem Freund, raus aus der Familie, die Verantwortung mit seiner Partnerin …«

THERAPEUTIN: »Ja, da geht es manchmal auch sehr hart und konflikthaft zu. Das sind alles Phänomene, die zur Entwicklungsphase einer Familie in diesem Alter dazugehören: heftige Auseinandersetzungen zwischen den Eltern, … auch mit Ängsten. Wie ist es, wenn man das Elternhaus verlässt, das Nest? Das macht ja auch Angst, und das bringt auch viele Unbequemlichkeiten mit sich. Auf der anderen Seite: Das Zuhausebleiben ist auch nicht mehr das Richtige. Das ist einfach eine schwierige Phase, für die Eltern genauso. Das ist nicht einfach mit dem Loslassen. Auch für die fängt ein neues Zeitalter an, Elternaufgaben fallen weg. Gerade für die Mütter ist das meistens ein großer Einschnitt. Viele Mütter geraten darüber in eine echte Krise … Was Sie gerade erleben, ist etwas, was nicht schön ist, aber auch nicht vermeidbar … Das andere, was ich besonders an Ihrer Familie finde, ist, … und das habe ich nicht bloß dahergesagt: Ich glaube, Sie sind wirklich eine Familie, wo Sie sich alle nicht egal sind und wo Sie sehr stark aufeinander gucken. Das ist mir aufgefallen an kleinen Gesten, dass Sie Ihrer Mutter das Taschentuch reichen, dass Sie (zum Vater) sehr genau schauen: Wie verlassen unsere Kinder das Elternhaus? Kann man sie so gehen lassen? Sie waren jeden Tag in der Klinik, ein sehr intensives Bemühen, auch von Ihnen (zum Bruder Tim), zu schauen, wie geht es dem Bruder … Das finde ich an Ihrer Familie schon herausragend, das ist nicht selbstverständlich, dieses intensive aufeinander Achten. Das macht natürlich so einen Ablösungsprozess auch schwieriger, weil Sie doppelt schauen: Geht es den anderen dann auch gut? Das habe ich bei Ihnen rausgehört, dass Sie ganz genau schauen: Wenn wir jetzt den Alexander springen lassen, der altersmäßig als Erster dran ist, kann man den so lassen? Und Sie (zum Patienten Alexander) haben auch gesagt: Jetzt muss ich mich noch bewähren, ich bleib noch ein Jahr lang, damit meine Eltern sehen: Man kann mich springen lassen … Was Sie erzählt haben, Alexander, und das ist auch meine Erfahrung, auch Kinder schauen sehr genau hin: Was wird aus den Eltern, wenn die allein zurückbleiben, und aus den Geschwistern, wenn der jüngste Bruder zurückbleibt … Ich habe den Eindruck, das ist bei Ihnen besonders intensiv ausgeprägt, dass Sie genau überlegen: Was wird aus allen? … Es wird so viel gestritten … Auch Ihre Fantasie: Vielleicht halten nur die Kinder die Ehe zusammen? … Möglicherweise auch die Idee: Solange ich da bin … und Probleme produziere, bin ich sicher, da sind die Eltern als Eltern noch vereint. Aber was wird, wenn ich aus dem Haus bin und keine Probleme mehr produziere, was wird dann aus den Eltern? Das muss ja überhaupt nicht damit übereinstimmen … Oder wenn ich aus dem Haus gehe, muss dann Tim Probleme produzieren, damit die Eltern so beschäftigt sind, dass sie nicht auf dumme Gedanken kommen?«

…

Therapeutin: »Ich würde Ihnen gerne eine Aufgabe geben … Ich hätte gerne …, dass Sie mir zusammen einen Brief schreiben fürs nächste Mal, was sich durch Gespräche nicht ändern soll, das heißt, was ist so gut in der Familie, dass es beibehalten werden kann.«

Es kam zu keiner zweiten Familiensitzung, weil sich danach die Kommunikation in der Familie deutlich verbesserte. Alle redeten mehr miteinander, und die Söhne unterstützten die überlastete Mutter bei der Hausarbeit. Die Einzeltherapie ging über 1 ½ Jahre und umfasste 14 Sitzungen. Herr F. war bei Behandlungsende von den Drogen weggekommen, nahm keine Medikamente mehr, wirkte stabil und plante ein Studium in Berlin, wo er sich verliebt hatte.

Zusammenfassung: Bei Herrn F. bestand eine Ambivalenz zwischen einerseits Wünschen nach uneigennütziger Unterstützung der Familie und andererseits Wünschen nach einem eigenständigen Leben. Er kommunizierte die in seiner Gedankenwelt vorherrschenden Sorgen um die Familie nicht, sondern zog sich in seine psychotische Gedankenwelt zurück. In der Einzeltherapie und in dem Familiengespräch wurden die vorher unausgesprochenen Sorgen des Patienten um die Familie erstmals thematisiert. Bei dem Familiengespräch bestätigten sich die vom Patienten genannten familiären Probleme: Der Vater war durch Probleme bei der Arbeit schlecht gelaunt, die Mutter hatte das Gefühl, die ganze Verantwortung für die Familie zu tragen, und fühlte sich überlastet. Sie hatte schon an Trennung gedacht. Für Eltern und Bruder war es aber neu, von der Sorge des Patienten um die Familie zu hören, und sie konnten einige seiner Befürchtungen entkräften. In ihrer Abschlussintervention betonte die Therapeutin die Normalität der familiären Probleme bei der Ablösung der erwachsen werdenden Kinder. Sie lobte die Familie für ihr Besorgtsein umeinander. Dann griff sie die Sichtweise des Herrn F. auf und lobte seine Bereitschaft, sich als Sorgenlieferant für die Familie zu opfern. Sie gab die Hausaufgabe, in einem gemeinsamen Brief an sie die von allen offensichtlich vergessenen Stärken der Familie aufzulisten. Diese Metakommunikation über die familiäre Kommunikation und die Einführung einer ressourcenorientierten Sichtweise ermöglichten eine offene Aussprache in der Familie, befreiten den Patienten von unbegründeten Befürchtungen und machten so den Weg frei für seine Ablösung von der Familie.

Familien mit einem schizoaffektiven Mitglied

In der Therapie von Familien mit einem schizoaffektiven Mitglied wird der Therapeut häufig eingeladen, Partei für eine Position oder ein Familienmitglied zu ergreifen, um dessen »Wahrheit« oder moralischen Werten zum Sieg zu verhelfen. Diesen Einladungen sollte der Therapeut widerstehen. Die wichtigste Methode bei schizoaffektiven

Störungen ist deshalb die Aufrechterhaltung einer sozialen Neutralität (Retzer 2004) (vgl. Abschnitt 5.1.5). Man sollte die verschiedenen Meinungen wertschätzend nebeneinanderstellen und kein Familienmitglied bevorzugt behandeln. Inwieweit der Therapeut neutral erlebt wird, beurteilt letztendlich die Familie und nicht der Therapeut.

Die Kommunikationsmuster in diesen Familien können wechseln, sodass auch die für Familien mit einem schizophrenen Mitglied beschriebenen Methoden nach Bedarf eingesetzt werden können.

5.5.9 Das finnische Modell aufsuchender Arbeit

In Finnland wurde von Seikkula und Mitarbeitern ein systemisches Modell des offenen Dialogs entwickelt (Seikkula u. Olson 2006). Bei psychotischen Ersterkrankungen reist ein mobiles Krisenteam innerhalb von 24 Stunden zu einem Behandlungstreffen bei der Familie des Betroffenen. Dort findet ein offenes Forum statt. Der Betroffene, das Team und alle anderen wichtigen Personen, z. B. Verwandte, Freunde und andere Fachleute, sitzen in einem offenen Kreis im partnerschaftlichen Gespräch zusammen. Gemeinsam wird das weitere Vorgehen entschieden, ob stationär oder ambulant, ob mit oder ohne Neuroleptika. Dasselbe Team bleibt in der gleichen Zusammensetzung für den Betroffenen zuständig und führt je nach Bedarf eng- oder weitmaschig weitere Treffen durch, bis die akute Situation und die Symptome sich auflösen.

Bei diesen Treffen wird auf einer sozial-konstruktionistischen Basis Sprache und Kommunikation als konstitutiv für die soziale Wirklichkeit gesehen.

> »Das therapeutische Ziel ist eine gemeinsame verbale Sprache für die Erfahrungen zu entwickeln, die sonst in der psychotischen Sprache der Person und privaten inneren Stimmen und halluzinatorischen Zeichen verkörpert bleiben« (Seikkula u. Olson 2006, S. 188). Hypothesen werden vermieden, weil sie Menschen zum Verstummen bringen könnten. Ungewissheit bezüglich des vorliegenden Problems wie auch bezüglich des weiteren Vorgehens wird bis zu einem gemeinsamen Ergebnis toleriert. In einem offenen Dialog werden die verschiedenen Meinungen über die Stö-

rung und über Lösungsmöglichkeiten gesammelt, um in einer »Polyfonie« eine gemeinsame Sprache und damit Sinn in der psychotischen Episode zu erzeugen.

Diese Vorgehensweise erbrachte überraschend gute Erfolge mit einer geringen Zahl von Krankenhauseinweisungen, seltener notwendigem Einsatz von Neuroleptika und gutem langfristigem Verlauf (s. u. Kapitel 8). Offensichtlich sind früh, d. h. zu Beginn der Störung, einsetzende systemische Interventionen besonders effektiv.

In Deutschland wurde im Universitätsklinikum Hamburg-Eppendorf eine am skandinavischen Modell orientierte integrierte Versorgung von Thomas Bock und seinem Team initiiert (vgl. Lambert et al. 2010).

5.5.10 Methoden bei chronifizierten Störungen

Menschen mit chronifizierten Psychosen haben sich jahrelang an ein Leben mit ständiger Unterstützung durch das Gesundheitswesen und durch soziale Einrichtungen gewöhnt. Ohne gesellschaftliche Anforderungen und ohne Arbeitsstress haben sie zwar weniger finanzielle Möglichkeiten, aber auch weniger Verantwortung in der Gesellschaft. Veränderungen hin zu einem »normalen« Leben würden (nicht nur den Menschen mit einer Psychose) Angst machen: einen Beruf erlernen, eine Umschulung machen, Prüfungen bestehen, Arbeit suchen, sich mit dem Chef auseinandersetzen, Stress ertragen, finanzielle Mittel für die Wohnungsmiete und den Alltag verdienen oder von Hartz IV leben, einen Freundeskreis außerhalb beschützter Einrichtungen aufbauen usw.

In dieser Situation ist es nicht verwunderlich, dass nur wenige Patienten mit einer chronifizierten Psychose den Wunsch nach Veränderung, eventuell mithilfe einer Psychotherapie, äußern. Beratungswünsche beziehen sich meistens nur auf kleine Verbesserungen im Umgang mit aktuellen Schwierigkeiten mit den Mitmenschen, der Wohn- oder Arbeitssituation. Kommt von außen Veränderungsdruck, reagieren sie mit Angst und im gewohnten Muster mit psychotischen Symptomen.

Eine systemische Beratung oder Therapie muss diesen Lebenskontext berücksichtigen und die Motivationslage und den Auftrag des Klienten erfragen. Sie kann zum Ziel haben, die Denk- und Verhaltensoptionen des Klienten zu erweitern und ihm, unter Abwägung der Chancen und Risiken, Entscheidungen zwischen den Polen Nichtveränderung und Veränderung zu erleichtern. Die Wertschätzung des bisherigen Arrangements als derzeit bestmögliche Lösung und die Vermeidung eines Veränderungsdrucks sind Voraussetzungen für eine Kooperation des Klienten bei der Beratung (Schweitzer u. v. Schlippe 2006). In der Beratung und Therapie (vgl. Schweitzer u. Schumacher 1995, S. 43 ff.) werden dann einerseits die bisherigen Muster und die guten Gründe für die Beibehaltung des Status quo durchgesprochen, andererseits die vom Klienten oder seiner Familie bisher nicht gedachten Alternativen und möglichen Veränderungsschritte als prinzipielle Möglichkeit mit zirkulären Fragen eingebracht.

Das beinhaltet eine Thematisierung und Bewusstmachung der Chronifizierungsstrategien des Klienten und seiner Familie (vgl. Abschnitt 4.7). Die bisherigen Lösungsversuche, die zur Entstehung und Aufrechterhaltung der Chronifizierung geführt hatten, sind zu würdigen. Häufig dienten sie der Entlastung und Stressreduktion.

Unter Wahrung einer Veränderungsneutralität sollte der Therapeut, um die Angst des Klienten gering zu halten, eher die Nichtveränderungsseite besetzen und Argumente dafür ins Gespräch bringen, alles beim Alten zu lassen. Dadurch wird ein ambivalenter Klient eingeladen, die andere Seite der Ambivalenz zu besetzen und sich in seinen Gedanken eher mit der Veränderungsseite zu befassen.

> *»Was können Sie tun, um gelegentlich aufkeimende Hoffnung klein zu halten? Wie können Sie vermeiden, sich Zukunftspläne zu machen? Wie können Sie Ihre Symptome noch pflegen? Wie können Sie deutlich machen, dass Sie viel kränker sind, als Ihre Umgebung denkt? Wie können Sie vor Ihrer Umgebung geheim halten, wenn es Ihnen besser gehen sollte?«*

Die Frage nach Ausnahmen vom Problem kann die Möglichkeit bewusst machen, dass das Problem nicht immer da sein muss, und zu einer Kontextualisierung beitragen. Das kann das Denken in Krankheitskategorien auflockern und Distanz schaffen zur Sichtweise der Psychose als unveränderbarer »Eigenschaft« eines Menschen.

> *»Wann war Ihr Problem nicht vorhanden? Was haben Sie damals anders gemacht? Wie hat Ihre Umgebung reagiert?«*

Vorsichtig kann dann die Idee eingeführt werden, dass man sich von einem chronischen psychiatrischen Problem auch verabschieden kann.

> *»Wie häufig werden Sie zukünftig noch in die psychiatrische Klinik gehen? Wann könnte Ihnen erstmals die Idee kommen, Ihre regelmäßigen Besuche in der Psychiatrie ausfallen zu lassen? Wie lange brauchen Sie uns Profis noch? Was müssten wir anstellen, dass Sie uns noch lange brauchen?«*

Dazu kann auch die »Wunderfrage« hilfreich sein.

> *»Angenommen, in der kommenden Nacht würde ein Wunder passieren und Ihr Problem wäre gelöst. Was wäre das erste Anzeichen, an dem Sie merken würden, dass das Problem gelöst ist? Was würden Sie morgen anders machen?«*

Hypothetisch können Spielräume und Ausstiegsmöglichkeiten aus dem Chronifizierungsprozess durchgespielt und eventuell auch kleine Schritte dazu erarbeitet werden, die vielleicht zu mehr Zufriedenheit führen können.

Das deutsche Gesundheits- und Sozialsystem macht Symptome und Behinderung zur Voraussetzung von Hilfen und Unterstützungsmaßnahmen. Das vermindert die Motivation der Klienten, Maßnahmen zur Beendigung der Chronifizierung anzustreben. Sofern es im Kontext und im politischen Auftrag einer Institution möglich ist, Leistungen für die Klienten auch nach einer Symptomverbesserung anzubieten, kann die Entkoppelung von symptomatischem Verhalten und Hilfeleistung Symptome überflüssig machen.

> *»Kommen Sie zur sozialpsychiatrischen Beratung, wenn Sie Lust haben (anstatt: Kommen Sie, wenn Ihre inneren Stimmen lauter werden).«*

Betreuungsverhältnisse können bewusst als endlich deklariert werden. Das erfordert am Anfang eine Auftrags- und Zielklärung.

> *»Was soll durch die Betreuung erreicht werden? Woran werden Sie merken, dass das Ziel erreicht ist? Welcher Zeitraum wird nach Ihrer Meinung dafür notwendig sein?«*

Therapeutische Krisen können in einer Einrichtung bewusst induziert werden, indem man auf normale Pflichten (bezüglich Hygiene, Tagesablauf, Küchendienst) insistiert, ungeachtet der Diagnose einer Psychose. Dann kann es für den Klienten unbehaglich werden, wenn er sich nicht verändert.

6 Nebenwirkungen der klassischen Psychosetherapie aus systemisch-kontruktivistischer Sicht

Nachdem in früheren Zeiten Menschen mit symptomatischem Verhalten ausgegrenzt oder in Ketten gelegt wurden, stellte die Einführung eines Krankheitskonzepts in der historischen Entwicklung einen wichtigen Fortschritt dar, weil den Betroffenen dann Unterstützung und Hilfe zukommen konnte. Aus einer systemisch-konstruktivistischen Metaposition kann man die klassischen Psychosetherapien aber nur als eine von verschiedenen Möglichkeiten des Umgangs mit unverstehbaren Verhaltensweisen einordnen und damit relativieren. Psychiatrische Symptome als soziale Phänomene werden in klassischen Psychosetherapien mit Funktionsstörungen im biologischen oder psychischen System erklärt. Die konstruktivistische Sichtweise erweitert die theoretischen und methodischen Ansätze durch ein Hinterfragen des Krankheitsbegriffs und erkennt bei den klassischen Therapieformen »Nebenwirkungen« infolge einer Einengung der Denkweise auf angenommene Defizite.

Eine wesentliche Nebenwirkung klassischer Therapien stellt das weitgehende Ausblenden zirkulärer Prozesse im sozialen System dar. Familien werden meistens zu wenig in die Therapie einbezogen oder nur als »gesunde« Angehörige gesehen, die den Patienten als Kranken unterstützen sollen. Das kann zu einer Zementierung der Krankenrolle beitragen. Familiäre Muster, die Rückfälle begünstigen, werden damit von der Therapie nicht berührt.

Die klassische Vorgehensweise mindert eine Veränderungshoffnung und -motivation durch das Denken in Defizitkategorien. Die Einengung des Denkens auf Krankheitskategorien kann eine psychische Störung zu einer »Eigenschaft« der Persönlichkeit werden lassen. Man sieht sich dann als »Schizophrener« behindert, hat seine »Psychose« immer bei sich und schreibt es der »Psychose« zu, wenn man sich mal nicht so gut fühlt, statt äußere Auslöser zu beachten. Wenn man sich Zusammenhänge zwischen der sozialen Situation, den eigenen Denk- und Verhaltensmustern und den Symptomen nicht vorstellen kann, wird man auch keine Anstrengungen unternehmen, in diesen Bereichen Lösungen für Probleme zu suchen.

Unser Gesundheits- und Sozialsystem belohnt symptomatische Verhaltensweisen. Weil weder der Betroffene noch das Umfeld für die »Krankheit« oder das symptomatische Verhalten als verantwortlich gesehen werden, werden soziale Entlastungen und Behandlungen im Gesundheitswesen ermöglicht und finanziert. Die »Krankheit« bekommt die Funktion einer Eintrittskarte für den Sozialpsychiatrischen Dienst, für Selbsthilfegruppen und für einen Behindertenausweis. Je schwerer die angenommene »Krankheit« eingestuft wird, desto höher fallen die Vergünstigungen für den Betroffenen und die finanziellen Leistungen für die behandelnden Institutionen aus. Erfolgreiche Behandlungen führen zu einem Entzug dieser sozialen Vergünstigungen für Betroffene und der Finanzen für professionelle Helfer. Ein hoher Krankheitsgewinn und ein hoher Preis für das Aussteigen aus der Krankheit können so die Motivation und die Unterstützung für eine Veränderung dämpfen. Eine schwindende Motivation, aktiv am Gesundwerden mitzuwirken, begünstigt schließlich eine Chronifizierung der Symptomatik.

7 Ausführliches systemisches Fallbeispiel

Das folgende Fallbeispiel beschreibt die Behandlung eines jungen Mannes mit der Diagnose einer paranoiden Schizophrenie in unserer Praxis. Um die unterschiedlichen Kontexte einer medikamentösen Behandlung, einer Psychotherapie und einer Familientherapie nicht zu vermischen, waren verschiedene Behandler beteiligt. Bei Frau Dr. P. erfolgte durchgehend die medikamentöse Behandlung, bei meiner Frau (Familientherapeutin) eine Sitzung systemische Familientherapie und bei mir die Einzeltherapie im Umfang von zwölf Sitzungen in einem Zeitraum von 26 Monaten.

> *Monat 1*: Der 25-jährige Herr V., Fliesenleger, war vor zwei Jahren wegen einer paranoiden Psychose stationär behandelt worden, nahm seitdem Neuroleptika ein und erschien jetzt wegen akuter Ängste am Arbeitsplatz in unserer Praxis bei der Kollegin Frau Dr. P. Als jüngstes von drei Kindern lebte er noch bei den Eltern, die Geschwister waren ausgezogen.

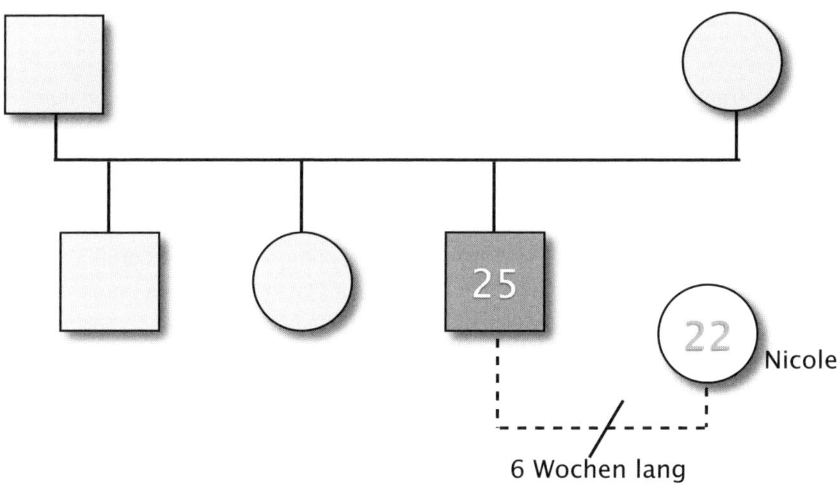

Abb. 12: Genogramm der Familie V.

Neben seinem Beruf war er im Sportverein aktiv. Er wirkte depressiv und ängstlich ohne Hinweise auf Halluzinationen oder Wahnideen. Frau Dr. P. bescheinigte Arbeitsunfähigkeit und empfahl eine stationäre psychosomatische Behandlung sowie eine Psychotherapie bei mir.

Monat 2: Beim Psychotherapie-Vorgespräch schilderte er sein problematisches Muster: Er arbeite wie verrückt, dann gehe die Kraft aus und er habe sich nicht mehr unter Kontrolle. Er wolle lernen, seine Meinung zu äußern und Nein sagen zu können. Weil er noch bei den Eltern lebte, empfahl ich eine Familientherapie parallel zur Psychotherapie.

Eine stufenweise Wiedereingliederung in die Arbeit gestaltete sich problematisch und wurde von ihm abgebrochen, als er, um Abstand zu bekommen, für einige Tage zu seiner Oma nach Norddeutschland fuhr und die paranoid wirkende Idee äußerte, er habe sich von der Arbeit heimgeschickt und durch die Eltern kontrolliert gefühlt.

Monat 5: Einige Wochen später fand ein *Familiengespräch* mit den Eltern bei meiner Frau statt. Auf die Familientherapeutin wirkte der Vater schwach, die eheliche Beziehung machte einen wenig lebendigen Eindruck. Die Therapeutin vermutete, dass der Patient sich vielleicht noch mehr Sorgen um die Eltern machte, als er aussprach. Alle beschrieben die enge Verquickung zwischen Familie, Sportverein und Firma, wo die Verantwortlichen wie ein verlängerter Arm der Eltern fungierten und auf Herrn V. gut aufpassten. Seine Ambivalenz zwischen der Bequemlichkeit des Lebens bei den Eltern und dem Wunsch nach Distanz wurde deutlich. Durch seine Scheu vor Auseinandersetzungen und seinen Perfektionismus kam er in Stress und Überlastung. Dies konnte er über die Krankheit und den damit verbundenen Schonraum auffangen. Auch die Sorgen wegen der schwierigen finanziellen Lage der Eltern infolge der krankheitsbedingten Frührente des Vaters hinderten ihn am Ausziehen. Er machte sich Gedanken, wie die Eltern finanziell über die Runden kommen und wie sie ihre viele Zeit verbringen würden. Die Eltern versuchten im Gespräch, diese Sorge zu entkräften. Die Mutter sagte, sie könne sich gut vorstellen, dann mehr zu arbeiten, und der Vater meinte, er könne sich auch so gut beschäftigen.

Die Familientherapeutin gab den Eltern die Rückmeldung, dass sie den Sohn unterstützen könnten, indem sie ihm zeigten, dass sie gut klarkommen, für den Fall, dass dieser unbewusst denke, er müsse sie als »Sorgenkind« in der Elternrolle beschäftigen. Sonst tue sie sich schwer, eine Empfehlung auszusprechen. Man könne zwar denken, es sei gut, dem Sohn weniger Verantwortung abzunehmen, also quasi weniger fürsorgliche Eltern zu sein, um es ihm schwerer zu machen, schwierige Situationen zu vermeiden. Aber sie glaube, dass sie die Eltern damit in einen großen Gewissenskonflikt bringe und sie dieser Empfehlung sicher nicht nachkommen würden, zumal der Erfolg nicht garantiert sei. Es wurde vereinbart, dass ein weiteres Familiengespräch bei Bedarf stattfinden könne.

Mit dieser Intervention wurde hypothetisch ein möglicher zirkulärer Prozess angesprochen und damit als neue Wirklichkeitskonstruktion in die Familie eingeführt: Der Sohn könnte als Sorgenkind für die Eltern fungieren, und die elterliche Fürsorge könnte dem Sohn ein bequemes Leben zu Hause ermöglichen, beides könnte sich gegenseitig zirkulär verstärken. Verschiedene Veränderungsmöglichkeiten wurden im Gespräch benannt, der Familie aber die Entscheidung und Verantwortung für deren Umsetzung überlassen.

Ein erneuter Wiedereingliederungsversuch gelang, bis wahnhafte Ängste, durch die Kollegen kontrolliert zu werden, zu erneuter langer Krankschreibung und schließlich zur Kündigung durch den Arbeitgeber führten.

Monat 8: Im *ersten Therapiegespräch* definierte Herr V. als Ziel, ruhiger und geduldiger zu werden, um Auseinandersetzungen zu reduzieren. Er führte sein Problem auf fehlendes Selbstvertrauen und die Probleme mit dem Vater zurück, dem die Arbeit und die Tätigkeit im Sportverein ebenfalls über den Kopf gewachsen seien. Es sei vor drei Jahren zur Psychose gekommen, weil er sich vor Verantwortungsübernahme bei der Arbeit gescheut habe und nicht mehr hingegangen sei. Weil er vom Vater bei Misserfolgen immer fertiggemacht und geschlagen worden sei, befürchte er jetzt auch Ärger vom Chef. Er habe sich nicht getraut, bei der Arbeit Verbesserungsvorschläge zu machen, und traue sich jetzt nicht mehr zur Arbeit; deshalb sei er wieder krankgeschrieben. Wir besprachen die Vorteile seines Rückzugs und die Risiken, falls er infolge der Therapie aktiv werden und Ärger bekommen könnte. Ich gab ihm die Hausaufgabe, zu überlegen, ob er diese Risiken auf sich nehmen und lernen wolle, Konflikte einzugehen. Außerdem solle er überlegen, was in seinem Leben gut sei und sich auf keinen Fall verändern dürfe.

Nach meiner Hypothese bestand eine Ambivalenz zwischen Autonomie- und Geborgenheitswünschen. Er vermied Angst auslösende Verantwortung und erreichte die Geborgenheit in der Familie durch seine psychotischen Symptome. Dieser Rückzug verstärkte wiederum die Angst vor Verantwortung. In meinen Interventionen besetzte ich eher die Nichtveränderungsseite, um ihn dadurch einzuladen, die andere Seite der Ambivalenz einzunehmen. Die Schlussintervention diente außerdem einer Fokusverschiebung von der Problemseite zu den Ressourcen.

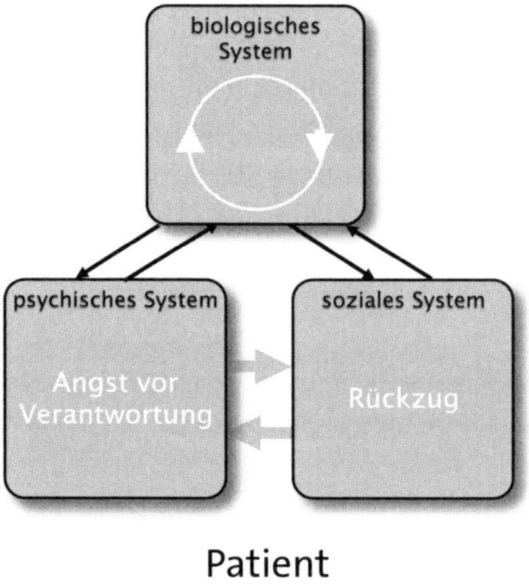

Abb. 13: Zirkulärer Prozess bei Herrn V.

Monat 9: Das *zweite Therapiegespräch* war dominiert von seiner Betroffenheit nach der Kündigung seiner Arbeit durch den Chef. Er war dem Wunsch des Chefs, sich während der Arbeitsunfähigkeit wöchentlich zu melden, wegen seiner Ängste nicht nachgekommen. Ängste im Umgang mit anderen hatten auch davor immer wieder zu Schweigsamkeit, innerer Blockade und Rückzug geführt. Auch die jetzigen unterschiedlichen Ratschläge seines Umfelds (wie zum Beispiel: mit dem Chef zu reden oder aber zu tun, was ihm Spaß mache) führten nicht zu einer Entscheidung, sondern verstärkten seine Unsicherheit. Ich kam seinem Wunsch nach einem Ratschlag nicht nach und fragte stattdessen, was der erste kleine Schritt zu einer Lösung sein könnte: Das wäre ein Gespräch mit dem Chef mit dem Ziel, wieder eingestellt zu werden. Wir besprachen das Risiko eines solchen Gesprächs: eine ablehnende Antwort des Chefs; eine solche würde er verkraften und dann mit den Eltern zusammen eine andere Lösung suchen. Ich empfahl ihm, im Notfall seine bewährte Lösung eines inneren und sozialen Rückzugs einzusetzen.

Statt ihn mit Ratschlägen zu beruhigen und ihm damit Verantwortung abzunehmen, unterstellte ich ihm implizit ausreichende Ressourcen, um sein Problem in kleinen Lösungsschritten selbst anzugehen. Unter Abwägung der Risiken einer Veränderung betonte ich die weiterhin bestehende Möglichkeit des bisherigen Rückzugsverhaltens.

Monat 10: In der *dritten Sitzung* schilderte er seine Überlastung durch die Tätigkeit im Sportverein. Deshalb habe er sich komplett zurückgezogen und sich eine Woche lang nicht mehr unter Leute getraut. Weil der Vater zurzeit in Kur sei, fühle er sich gelassener. Er bezweifelte, nach all den Vorfällen wieder zurück in die bisherige Firma zu können, vielleicht könne er zu einem anderen Fliesenleger. Ich konnotierte seinen Rückzug positiv als gutes Warnsignal bei Überlastung und fragte ihn nach Reaktionsmöglichkeiten, falls es auch beim bevorstehenden Klinikaufenthalt zu viel werde. Wir besprachen die Möglichkeiten, dies als Problem anzusprechen oder sich, wie gewohnt, zurückzuziehen. Es wurde deutlich, dass er gute Beziehungen zu anderen nicht gefährden wollte und sich deshalb im Verein mehr engagierte, als ihm guttat.

Auch in dieser Sitzung wurde die Ambivalenz zwischen Veränderungs- und Nichtveränderungswünschen balanciert und der bisherige Rückzug positiv konnotiert.

Monat 11: Danach erfolgte die geplante *stationäre psychosomatische Behandlung*. Er verliebte sich dort in ein Mädchen namens Nicole, und es entwickelten sich psychotische Symptome mit Gereiztheit, hypomanischer (gehobener) Stimmung und Größenideen. Eine in der Klinik vorgeschlagene Erhöhung der Dosis des Neuroleptikums Quetiapin wurde von ihm abgelehnt.

Kurz nach der Entlassung aus der Klinik trennte sich das Mädchen von ihm, und er kam als Notfall in die Praxis. Eine Erhöhung der Quetiapin-

Dosis lehnte er weiterhin ab. Ein nachfolgender Besuch bei der Oma in Norddeutschland endete mit einer Zwangseinweisung in die dortige psychiatrische Klinik und dortiger Umstellung der Medikation auf Risperidon, was er dann selbst absetzte.

Bei einem erneuten kurzen Notfalltermin in unserer Praxis äußerte er einen »wahnsinnigen Redebedarf« wegen seiner Sorgen nach der Trennung von Nicole, weigerte sich aber weiterhin, ein Medikament zu nehmen.

Monat 14: In der *vierten Therapiesitzung* wirkte er angespannt, präpsychotisch, aber ohne Hinweise auf floride Wahnideen oder Halluzinationen. Thema war sein Gefühl, nach der Trennung alleingelassen zu sein. Ich fragte ihn gezielt nach seinen psychotischen Verhaltensweisen.

THERAPEUT: »Welche Auswirkungen hat es in Ihrem Umfeld, wenn Sie durch Ihr Verhalten Wirbel machen?«

PATIENT: »Alle halten mich für verrückt.«

THERAPEUT: »Wie schaffen Sie es, dass alle Sie für verrückt halten?«

PATIENT: »Ich habe keine Geduld, mache zu viel oder zu wenig und bin in Hektik.«

THERAPEUT: »Wieso nehmen Sie dann keine Medikamente?«

PATIENT: »Weil ich keine Rücksprache mit der Praxis hier gehabt habe. Wenn ich Tabletten brauche, nehme ich sie.«

THERAPEUT: »Wozu ist es gut, für verrückt gehalten zu werden?«

PATIENT: »Das ist nicht gut, es ist in mir drin, ich kann nicht anders, als mich so zu verhalten.«

THERAPEUT: »Dann nützt Psychotherapie nichts.«

Wenn ein Patient kategorisch die Möglichkeit von Veränderungen ablehnt, kann in seiner eigenen Logik natürlich auch Psychotherapie keine Veränderung bringen. Dann stellt sich die Frage, wie er sich in seiner Wirklichkeitskonstruktion die Hilfe vorstellt.

PATIENT: »Vielleicht sind Tabletten besser.«

THERAPEUT: »Das besprechen Sie dann mit Frau Dr. P. Was hat sich durch Ihr verrücktes Verhalten in der Familie und in Ihrem sonstigen Umfeld geändert?«

PATIENT: »Mein Vater ist jetzt ruhiger und netter zu mir; früher hat es zwischen ihm und mir oft Streit gegeben. Mein Verhältnis zur Mutter ist gut. Die Eltern hatten sich auseinandergelebt und mögen sich jetzt mehr. Die Beziehung zur Oma war schon immer gut. Die Vereinskameraden wollen mir helfen und bauen für mich Ruhepausen ein. Seit der Behandlung in der psychosomatischen Klinik merke ich meine Fehler.«

THERAPEUT: »Das zeigt mir, wie wichtig Ihnen Ihre Familie ist. Sie sind in der Familie der Sorgenlieferant. Deshalb ist die Stimmung in der Familie besser.«

PATIENT: »Wenn ich ausziehen würde, würden der Mutter, die Schulden hat, 300 € fehlen, die ich ihr monatlich gebe. Dann habe ich Nicole kennengelernt und wollte es mir mit ihr auch nicht verscherzen.«

THERAPEUT: »Sie opfern sich für die Familie, indem Sie Ihre Bedürfnisse zurückstellen.«

PATIENT: »Ich bleibe aber auf der Strecke, auch für Nicole.«

THERAPEUT: »Sie sind sehr uneigennützig.«

PATIENT: »Wenn die Eltern zurechtkommen und mein Geld nicht mehr brauchen, möchte ich in zwei bis drei Jahren ausziehen.«

THERAPEUT: »Überstürzen Sie nichts! Jede Veränderung ist riskant. Ich empfehle Ihnen, immer wenn Streit bei den Eltern droht, sich besonders verrückt zu verhalten, weil das bisher zu weniger Streit verholfen hat. Es könnte gefährlich sein, wenn Sie weniger Sorgenlieferant sind und es Ihnen besser geht. Deshalb warne ich Sie davor, es zu zeigen, falls es Ihnen besser gehen sollte.«

In seinem präpsychotischen Zustand äußerte Herr V. selbst das Wort »verrückt« und zeigte damit eine gewisse Distanzierung von seinem Verhalten. Ich griff dieses Wort auf, initiierte eine Kommunikation über den Gewinn durch sein symptomatisches Verhalten und bot als neue Narration an, dass er sich durch sein Verhalten für seine Familie opfere. Weil er selbst eine Verbesserung der Familiensituation durch sein verrücktes Verhalten erwähnt hatte, war diese Narration anschlussfähig. Durch meine Interventionen holte ich ihn aus seiner Opferrolle (Opfer einer mysteriösen Krankheit) und schrieb ihm Einfluss auf sein symptomatisches Verhalten zu. Ich ging noch einen Schritt weiter, überzeichnete die Gefahren einer Symptomaufgabe (und Gesundung) und warnte ihn in paradoxer Weise vor einer zu schnellen Aufgabe der Symptome. Im Verlauf der Sitzung kam er aus dem präpsychotischen Zustand heraus und wurde ruhiger, seine Anspannung ließ nach.

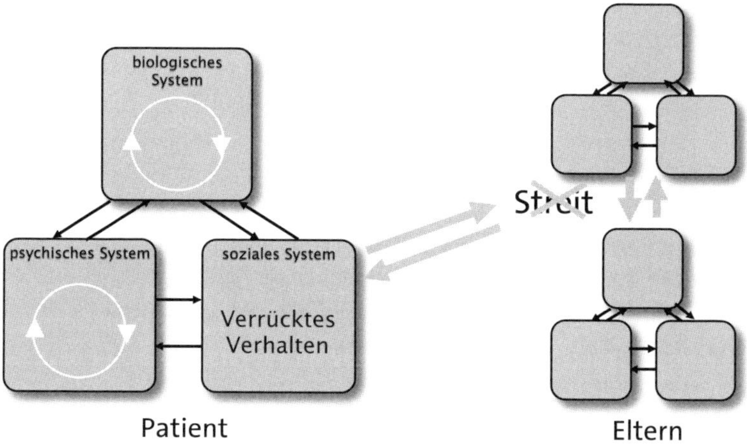

Abbildung 14: Zirkulärer Prozess in der Familie V.

Monat 15: In der *fünften Therapiesitzung* hatte er sich damit abgefunden, im Sportverein aufzuhören, und erwog auch, die bisherige Arbeitsstelle zu verlassen. Von mir erwartete er eine Rückmeldung über sein Verhalten.

THERAPEUT: »Verrückt ... Ich bin mir nicht sicher, ob Sie etwas ändern wollen.«

PATIENT: »Ich möchte etwas verändern und zur Oma nach Norddeutschland ziehen, wo ich vor einem Jahr schon eine Woche lang war.«

THERAPEUT: »Was ist Ihr Ziel?«

PATIENT: »Weg von den Eltern, zur Oma.«

THERAPEUT: »Wie verkraften das Ihre Eltern?«

PATIENT: »Es wird nicht einfach. Die Mutter könnte für 400 € arbeiten, vielleicht könnte der Vater auch arbeiten. Wenn ich weg wäre, ginge es dem Vater besser. Zwischen den Eltern wird es gut gehen. In Norddeutschland könnte ich vielleicht LKW fahren und es mir so einrichten, dass ich mich wohlfühle.«

Ich konnotierte diesen Selbstfindungsprozess und seine Sorge um die Familie positiv und empfahl ihm, zu schauen, was er selbst brauche, nichts zu überstürzen und seine Veränderungswünsche mit den Eltern zu besprechen.

In dieser Sitzung griff ich seinen früheren Begriff des verrückten Verhaltens auf und besetzte bei seiner Ambivalenz seine Wünsche nach einem harmonischen Zusammenleben mit den Eltern und damit die Nichtveränderungsseite, um ihm die Möglichkeit zu geben, die Chancen und Risiken einer Veränderung zu durchdenken.

Monat 16: In der sechsten Sitzung gab er an, einen Schritt weitergekommen und ruhiger zu sein, obwohl die Oma seinen Umzug zu ihr ablehnte. Er streckte die Fühler nach einer anderen Arbeit aus, nahm keine Medikamente und grübelte noch über Nicole, die er in der Klinik kennengelernt hatte.

PATIENT: »Solange ich keine Partnerin habe, möchte ich mit Beruf und Leben nichts mehr zu tun haben.«

THERAPEUT: »Wie kann ich Ihnen dann helfen?«

PATIENT: »Sagen Sie mir, was in der psychosomatischen Klinik mit mir gemacht wurde.«

THERAPEUT: »Das kann ich nicht. Was denken Sie: Wieso haben Sie sich in der Vergangenheit verrückt verhalten?«

PATIENT: »Ich konnte nichts anderes machen. Es war einfach so.«

THERAPEUT: »Wie sind Sie in die Verrücktheit abgeglitten?«

PATIENT: »Etwas stimmte nicht. Ich hänge noch daran, dass es mit Nicole vorbei ist. Ohne Nicole gibt es keine Rettung für mich. Ich habe keinen Antrieb. Vielleicht wird es weitergehen wie bisher ohne Arbeit.«

THERAPEUT: »Sie haben einen festen Willen. Gegen Ihren Willen geht nichts.«

PATIENT: »Ja.«

THERAPEUT: »Was denken Sie: Wie wird es in zehn Jahren bei Ihnen aussehen?«

PATIENT: »Ich werde wahrscheinlich noch bei den Eltern wohnen, ohne Arbeit. Vielleicht gibt es eine Kurzschlussreaktion, dass ich nicht mehr da bin, vielleicht einen Unfall wie bei meinem Vereinskumpel.«

THERAPEUT: »Wozu ist es gut, so einen festen Willen zu haben?«

PATIENT: »Es ist nicht gut … Ich möchte keine fülligere Freundin. Ein richtiger Schritt wäre eine andere Freundin, aber ein Typ wie Nicole.«

THERAPEUT: »Sie sind ein geradliniger Mensch.«

PATIENT: »Ja.«

THERAPEUT: »Welchen Preis hat dieses geradlinige Leben?«

PATIENT: »Das Leben.«

THERAPEUT: »Was hält sie jetzt am Leben?«

PATIENT: »Die Wohnung bei den Eltern und die Hobbywerkstatt.«

Er beteuerte auf meine Frage, keine Suizidgedanken zu haben, und lehnte meinen Vorschlag einer stationären Behandlung ab, den ich wegen seiner angedeuteten Suizidalität vorsichtshalber machte. Schließlich empfahl ich ihm, wieder Risperidon zu nehmen und zu beobachten, was ihm guttue.

In dieser Sitzung wurde ein Alles-oder-nichts-Muster deutlich: entweder ein Leben mit Nicole oder verrückt oder tot. Meine Interventionen zielten darauf hin, dieses Muster zu verdeutlichen und veränderungsneutral positiv zu konnotieren, um ihm ohne Gesichtsverlust eine Änderung zu ermöglichen. Als die Frage Suizidalität im Raum stand, wechselte ich vom Problemlösekontext in den Krankheitskontext und empfahl ihm Klinikbehandlung oder Medikamenteneinnahme, woraufhin er eine akute Suizidalität verneinte. In solchen unklaren Situationen empfiehlt es sich immer, die Frage Suizidalität konkret anzusprechen und für Notfälle eine Klinikbehandlung als prinzipielle Möglichkeit einzuführen.

Monat 17: Bis zur *siebten Sitzung* hatte er nach seinen Angaben Fortschritte gemacht und äußerte eher seine Meinung, nahm keine Medikamente und jobbte bei einer anderen Firma. Er hielt sich von seinem Verein fern, wollte Nicole abhaken und eine Arbeit suchen. Sein früher chaotisches Verhalten sei jetzt besser. Als Auslöser für das frühere verrückte Verhalten gab er Überlastung an, jetzt sei er zufrieden. In seiner verrückten Zeit sei er Einzelgänger gewesen und habe sich viele Gedanken gemacht. Früher habe er seinen Willen durchgesetzt. Jetzt gehe es mit den Eltern besser, es gebe noch ab und zu Streit. Ich empfahl ihm, weiterhin zu beobachten, was ihm guttue.

Nach der zwischenzeitlichen Besserung wurden keine wesentlichen Ambivalenzen mehr thematisiert. Ein weiteres lösungsorientiertes Vorgehen war angebracht.

Monat 18: Die *achte Sitzung* hatte Auszugs- und Umschulungspläne zum Thema. Er sei ruhiger geworden, und die Eltern würden ihn nun loslassen. Nach der früheren Überlastung halte er jetzt Pausen ein und grenze sich ab. Ich empfahl ihm, einen Freundeskreis aufzubauen und Ziele für die weitere Therapie zu überlegen.

Monat 19: In der *neunten Sitzung* wünschte er sich Tipps und Anstöße für sein weiteres Leben. Die ganze Familie habe eine Entwicklung gemacht. Jeder lasse dem anderen mehr Freiräume. Ich sagte ihm eine Begleitung auf seinem weiteren Weg zu mit vergrößerten Sitzungsabständen.

Monat 21: In der Zeit bis zur *zehnten Sitzung* war eine Probearbeit in einem anderen Betrieb gescheitert, was er auf seine Probleme mit dem Reden, seine Blockade und seine Vergesslichkeit zurückführte.

PATIENT: »Es muss jetzt einfach klappen, sonst verliere ich die Fassung.«

THERAPEUT: »Kleine Schritte sind besser als große, die misslingen ... Sie müssen lernen, Ihre Kräfte besser einzuteilen.«

Das Entweder-oder-Muster wurde von mir durch den Vorschlag kleiner Schritte im Sinne eines Sowohl-als-auch gestört.

Monat 23: In der Zeit bis zur *elften Sitzung* war eine wegen der langen Arbeitsunfähigkeit vor Monaten beantragte stationäre Rehabilitation in einer psychosomatischen Klinik erfolgt. Herr V. hatte eine stundenweise Tätigkeit als Tierpfleger angefangen und fühlte sich in diesem Beruf erstmals wohl trotz seiner noch bestehenden Ängste vor Neuem. Er gab zur Therapie die Rückmeldung, meine Empfehlungen, langsamer zu tun und über Probleme zu reden, seien sehr hilfreich gewesen.

Die erreichte Besserung war wohl am ehesten auf die mithilfe der Therapie gewagte langsame Ablösung von den Eltern und die damit einhergehende berufliche Veränderung zurückzuführen.

Monat 26: In der *zwölften Sitzung* ging es ihm gut. Er hatte zwischenzeitlich eine volle Festanstellung als Tierpfleger, die ihm Spaß machte. Hobbys und Vereinsleben hatte er reduziert.

PATIENT: »Meine Freunde sind nicht böse, wenn ich Nein sage. Das ist eine neue Erfahrung. In der Familie redet man nicht mehr durcheinander. Die anderen machen sich auch Gedanken und waren beim Familientherapiegespräch. Nicht jeder Tag ist gleich, aber ich kann besser damit umgehen.«

THERAPEUT: »Was war im Rückblick der Auslöser für Ihre Psychose?«

PATIENT: »Ich war unzufrieden im Beruf und bin mit meinem Vater nicht gut ausgekommen, habe nicht gewusst, wie die Zukunft wird. Jetzt bleibe ich in der Einliegerwohnung bei meinen Eltern.«

THERAPEUT: »Was meinen die Eltern zu Ihrer Veränderung?«

PATIENT: »Die Mutter sagt, ich sei ruhiger.«

THERAPEUT: »Was hat das Familiengespräch gebracht?«

PATIENT: »Es hat gebracht, dass jeder etwas losließ. Ich konnte mein eigenes Leben leben und musste nicht dem Vater helfen nach dessen Operation.«

THERAPEUT: »Angenommen, Sie wollten einen Rückfall in die Psychose – was Sie sicher nicht wollen –, aber stellen Sie sich das trotzdem mal vor: Was müssten Sie tun?«

PATIENT: »In den alten Beruf zurückgehen.«

Die Psychotherapie wurde beendet.

Monat 29: Die neuroleptische Behandlung mit Risperidon in niedriger Dosierung wurde bei meiner Praxiskollegin weitergeführt. Herr V. fühlte sich nicht mehr gereizt. Die Arbeit lief gut, und zu Hause gab es weniger Stress.

Zusammenfassung: Die medikamentöse Behandlung erfolgte im Krankheitskontext und die Psychotherapie im Problemlösekontext. Als zentrales Thema zog sich eine Ambivalenz zwischen Wünschen nach Geborgenheit und nach Autonomie durch die Behandlung. Durch eine vorübergehende Verliebtheit wurde diese Ambivalenz besonders bedrohlich. Herr V. entlastete sich dann durch Rückzug in psychotische Verhaltensweisen. Als Gewinn des psychotischen Verhaltens stellte sich auch heraus, dass der Streit der Eltern durch die Sorgen um ihn zurückging. In der Familientherapie wurden diese Muster offengelegt und positiv konnotiert mit dem Effekt, dass Herr V. schließlich darauf verzichten konnte. Schwerpunkt der

Einzeltherapie war die Balancierung der Ambivalenz zwischen Autonomie und ängstlichem Rückzug in die psychotische Gedankenwelt wie auch sein Alles-oder-nichts-Muster zwischen Leben und Tod, bis er schließlich einen Weg des Sowohl-als-auch zwischen den Extremen fand. Die psychiatrische Behandlung durch Frau Dr. P. bot ihm einen sicheren Rahmen in seinen Krisen, Entlastung durch Krankschreibung und Dämpfung seiner inneren Anspannung durch die Medikation.

Dieses Fallbeispiel zeigt, wie systemische Therapie helfen kann, problematische Muster zu stören und bessere Wege im Umgang mit sich und dem sozialen Umfeld zu finden. Dadurch können psychotische Symptome überflüssig werden. Ein sicherer Rahmen durch eine psychiatrische Medikation und Entlastung von äußeren Anforderungen kann die Basis für einzel- und familientherapeutische Maßnahmen bieten.

8 Evaluation

Systemische Therapie ist ein effektives Therapieverfahren, das mit einer geringen Sitzungszahl, verteilt über einen längeren Zeitraum, als Einzel-, Paar- oder Familientherapie erfolgen kann.

Retzer (1994) untersuchte insgesamt 60 Patienten drei Jahre nach Beendigung einer systemischen Familientherapie, davon je 20 mit der Diagnose einer manisch-depressiven Psychose, einer schizoaffektiven Psychose bzw. einer Schizophrenie. Die Rückfallrate wurde definiert als Quotient aus der Anzahl der stationären Aufnahmen und dem jeweiligen Beobachtungszeitraum. Nach der Familientherapie reduzierten sich die Rückfallraten bei schizoaffektiven Psychosen um 86,18 % ($p<0{,}001$) und bei schizophrenen Psychosen um 59,52 % ($p<0{,}001$). Eine weitgehende Auflösung des Krankheitskonzepts während oder nach der Familientherapie ging mit deutlich besseren Katamneseergebnissen einher.

Verschiedene Studien (Übersicht bei von Sydow et al. 2007) belegen, dass systemische Familientherapie bei Erwachsenen mit Schizophrenie nachweislich wirksam ist. »Family interventions« (Methode nicht spezifiziert) reduzieren bei Patienten mit einer Schizophrenie das Rückfallrisiko und erhöhen die Compliance mit der Medikation. Sie können auch zu Besserungen genereller sozialer Beeinträchtigungen führen und das Ausmaß der Expressed Emotion (das Ausmaß emotionaler Äußerungen im Sinne kritischer Bemerkungen oder überprotektiver Einstellung gegenüber dem Patienten) in der Familie reduzieren. Die Kombination von systemischer Therapie/Familientherapie und Neuroleptika verbessert die Symptomatik und die soziale Aktivität stärker als Medikation allein (v. Sydow et al. 2007, S. 85).

Der finnische Ansatz des offenen Dialogs (s. Abschnitt 5.5.9 erbrachte gute Ergebnisse (Seikkula u. Olson 2006). In einer Zweijahreskatamnese bei schizophrenen Ersterkrankungen ließ sich die Zahl der Krankenhaustage um etwa 19 Tage verringern, neuroleptische Medikation wurde nur in 35 % der Fälle eingesetzt; 82 % der Teilnehmer hatten am Ende des Untersuchungszeitraums keine oder nur milde psychotische Symptome, nur 23 % erhielten Arbeitslosenunterstützung. Rückfälle traten in 24 % auf im Vergleich zu 71 % in der Vergleichsgruppe.

Ergänzendes Online-Material

In der systemischen Therapie werden problematische Muster im psychischen und sozialen System der Klienten gestört und neue Sichtweisen angeboten, um bessere Lösungen für die Lebensgestaltung zu ermöglichen. Solche Muster wiederholen sich nicht nur im Alltag, sondern auch in der therapeutischen Situation. Spezifische Methoden und Interventionen haben sich bei bestimmten Mustern und Problemlagen als besonders hilfreich erwiesen.

Unter der Internetadresse www.carl-auer.de/programm/materialien/schizophrenien_und_schizoaffektivestoerungen stehen Therapiekarten zum Download bereit, die systematisch und kompakt die im Buch vorgestellten Vorgehensweisen zusammenstellen. Sie sollen dem Therapeuten und Berater einen Leitfaden für konkrete Situationen geben, die im Verlauf einer Therapie auftreten. Natürlich kann eine Therapie nicht auf die Aneinanderreihung solcher Interventionen reduziert werden. Wie im Text des Buches ausführlich beschrieben, spielen Kontexte, Emotionen und vieles andere eine wichtige Rolle.

Literatur

Amering, M. u. M. Schmolke (2007): Recovery. Das Ende der Unheilbarkeit. Bonn (Psychiatrie).

Anderson, H. u. H. A. Goolishian (1990): Menschliche Systeme als sprachliche Systeme. *Familiendynamik* 15: 212–243.

Bateson, G. (1969): Krankheiten der Erkenntnistheorie. In: G. Bateson (1981): Ökologie des Geistes. Frankfurt a. M. (Suhrkamp), S. 614–626.

Bateson, G., D. D. Jackson, J. Haley u. J. H. Weakland (1984): Auf dem Wege zu einer Schizophrenie-Theorie. In: G. Bateson, D. D. Jackson, J. Haley, J. H. Weakland, L. C. Wynne, I. M. Ryckoff, J. Day, S. J. Hirsch, T. Lidz, A. Cornelison, S. Fleck, D. Terry, H. F. Searles, M. Bowen, E. F. Vogel, N. W. Bell, R. D. Laing u. J. Foudrain: Schizophrenie und Familie. Frankfurt a. M. (Suhrkamp), S. 11–43.

Bock, T. u. D. Buck (2002): Dialog als Modell – Erfahrungen aus den Psychoseseminaren. *Psychotherapie im Dialog* 3: 252–255.

Bock, T. u. D. Naber (2004): Anthropologisches Verständnis und Dialog – neue Perspektiven in der Psychiatrie. In: T. Bock, K. Dörner, D. Naber (Hrsg.): Anstöße. Zu einer anthropologischen Psychiatrie. Bonn (Psychiatrie), 3. Aufl. 2008, S. 232–240.

Bock, T., K. Dörner u. D. Naber (Hrsg.) (2004): Anstöße. Zu einer anthropologischen Psychiatrie. Bonn (Psychiatrie), 3. Aufl. 2008.

Bruner, J. (1997): Sinn, Kultur und Ich-Identität. Zur Kulturpsychologie des Sinns. Heidelberg (Carl-Auer).

Cecchin, G., G. Lane u. W. A. Ray (1993): Respektlosigkeit: Provokative Strategien für Therapeuten. Heidelberg (Carl-Auer), 3. Aufl. 2008.

Ciompi, L. (1980): Ist die chronische Schizophrenie ein Artefakt? – Argumente und Gegenargumente. *Fortschritte Neurologie Psychiatrie* 48: 237–248.

Ciompi, L. (1982): Affektlogik: Über die Struktur der Psyche und ihre Entwicklung; ein Beitrag zur Schizophrenieforschung. Stuttgart (Klett-Cotta).

Dansak, D. (1973): On the tertiary gain of illness. *Comprehensive Psychiatry* 14 (6): 523–534.

Dilling, H., W. Mombour u. M. H. Schmidt (Hrsg.) (1993): Internationale Klassifikation psychischer Störungen. ICD-10 Kapitel V (F). Klinisch-diagnostische Leitlinien. Bern/Göttingen/Toronto (Huber), 2. Aufl.

Foerster, H. von (1999): Sicht und Einsicht: Versuche zu einer operativen Erkenntnistheorie. Heidelberg (Carl-Auer).

Foudrain, J. (1984): Schizophrenie und Familie. Überblick über die Literatur zur Ätiologie der Schizophrenie aus den Jahren 1956–1960. In: G. Bateson, D. D. Jackson, J. Haley, J. H. Weakland, L. C. Wynne, I. M. Ryckoff, J. Day, S. J. Hirsch, T. Lidz, A. Cornelison, S. Fleck, D. Terry, H. F. Searles, M.

Bowen, E. F. Vogel, N. W. Bell, R. D. Laing u. J. Foudrain: Schizophrenie und Familie. Frankfurt a. M. (Suhrkamp). S. 305–342.

Freeman, D. (2007): Suspicious minds: The psychology of persecutory delusions. *Clinical Psychology Review* 27: 425–457.

Gaebel, W., J. Zielasek a. H.-R. Cleveland (2013): Psychotic Disorders in ICD-11. *Die Psychiatrie* 10: 11–17.

Glasersfeld, E. von (1997): Wege des Wissens. Konstruktivistische Erkundungen durch unser Denken. Heidelberg (Carl-Auer), 2. Aufl.

Goolishian, H. A. u. H. Anderson (1997): Menschliche Systeme. In: Reiter, L., E. J. Brunner, S. Reiter-Theil (Hrsg.): Von der Familientherapie zur systemischen Perspektive. Berlin (Springer), 2. Aufl., S. 253–287.

Groß, G. u. G. Huber (2001): Psychopathologie des Wahns, Psychonomieprinzip und biologische Wahntheorie (1). *Fortschritte Neurologie Psychiatrie* 69: 97–104.

Groß, J., O. Grimm, J. Meyer u. K.-P. Lesch (2003): Die Bedeutung der Cadherine bei der Pathogenese schizophrener Erkrankungen. *Fortschritte Neurologie Psychiatrie* 71: 84–88.

Hahlweg, K. (2002): Verhaltenstherapie psychotischer Erkrankungen. P*sychotherapie im Dialog* 3: 230–234.

Hamilton, E. B., J. Asarnow a. M. Tompson (1999): Family interaction styles of children with depressive disorders, schizophrenia-spectrum disorders, and normal controls. *Family Process* 38: 463–476.

Haselmann, S. (2008): Psychosoziale Arbeit in der Psychiatrie – systemisch oder subjektorientiert? Ein Lehrbuch. Göttingen (Vandenhoeck & Ruprecht).

Henschel, H. (1978): Unterschiede des Erziehungsverhaltens der Eltern gesunder und schizophrener Jugendlicher. *Nervenarzt* 49: 339–346.

Hoff, P. u. H. Hinterhuber (2011): Geschichte der Psychiatrie – Ethik in der Psychiatrie. In: H.-J. Möller, G. Laux u. H. P. Kapfhammer (Hrsg.): Psychiatrie, Psychosomatik, Psychotherapie. Bd. 1: Allgemeine Psychiatrie. Berlin/Heidelberg (Springer), 4. Aufl., S. 27–77.

Hüther, G., L. Adler u. E. Rüther (1999): Die neurobiologische Verankerung psychosozialer Erfahrungen. *Zeitschrift für Psychosomatische Medizin und Psychotherapie* 45: 2–17.

Imber-Black, E., J. Roberts u. R. A. Whiting (1998): Rituale. Rituale in Familien und Familientherapie. Heidelberg (Carl-Auer), 5. Aufl. 2006

Kasper, S., T. C. Baghai u. F. Padberg (2011): Sonstige biologische Therapieverfahren. Theoretische und empirische Grundlagen sowie klinische Anwendungsprinzipien. In: H.-J. Möller, G. Laux, H. P. Kapfhammer (Hrsg.): Psychiatrie, Psychosomatik, Psychotherapie. Bd. 1: Allgemeine Psychiatrie. Berlin/Heidelberg (Springer). 4. Aufl., S. 767–805.

Keller, T. (2002): Kooperationsgespräche »im Chaos der psychotischen Kommunikation«. *Psychotherapie im Dialog* 3: 277–283.

Klingberg, S. (2006): Schizophrene Psychosen. In: A. Batra, R. Wassmann, G. Buchkremer (Hrsg.): Verhaltenstherapie. Grundlagen – Methoden – Anwendungsgebiete. Stuttgart/New York (Thieme), 2. Aufl., S. 212–224.

Knuf, A., M. Osterfeld u. U. Seibert (2007): Selbstbefähigung fördern. Empowerment und psychiatrische Arbeit. Bonn (Psychiatrie), 5. Aufl.

Kraepelin, E. (1917): Hundert Jahre Psychiatrie. Ein Beitrag zur Geschichte menschlicher Gesittung. Saarbrücken (VDM Dr. Müller), Reprint 2006.

Laing, R. D. (1984): Mystifizierung, Konfusion und Konflikt. In: G. Bateson, D. D. Jackson, J. Haley, J. H. Weakland, L. C. Wynne, I. M. Ryckoff, J. Day, S. J. Hirsch, T. Lidz, A. Cornelison, S. Fleck, D. Terry, H. F. Searles, M. Bowen, E. F. Vogel, N. W. Bell, R. D. Laing u. J. Foudrain: Schizophrenie und Familie. Frankfurt a. M. (Suhrkamp), S. 274–304.

Lambert, M., T. Bock, D. Schöttle, D. Golks, K. Meister, L. Rietschel, A. Bussopulos, M. Frieling, M. Schödlbauer, M. Burlon, C. Huber, M. Pakrasi, G. Ohm, M. Sadre Chirazi-Stark, D. Naber a. B. Schimmelmann (2010): Assertive Community Treatment (ACT) as Part of Integrated Care Versus Standard Care: A 12-month Trial in Patients With First- and Multiple-Episode Schizophrenia Spectrum Disorders Treated With Quetiapine Immediate Release (ACCESS Trial). *Journal of Clinical Psychiatry* 71: 1313–1323.

Lieb, H. (2014): Störungsspezifische Systemtherapie. Konzepte und Behandlung. Heidelberg (Carl-Auer).

Luhmann, N. (1984): Soziale Systeme. Grundriß einer allgemeinen Theorie. Frankfurt a. M. (Suhrkamp).

Maier, T. (2003): Wahnentwicklung aus Sicht der Luhmannschen Systemtheorie. *Nervenarzt* 74: 35–39.

Marneros, A. (1995): Schizoaffektive Erkrankungen. Stuttgart (Thieme).

Marneros, A. (2011): Akute psychotische Störungen, schizoaffektive Störungen, wahnhafte Störungen. In: H.-J. Möller, G. Laux u. H. P. Kapfhammer (Hrsg.): Psychiatrie, Psychosomatik, Psychotherapie. Bd. 2: Spezielle Psychiatrie. Berlin/Heidelberg (Springer), 4. Aufl., S. 325–360.

Maturana, H. R. (1982): Autopoiese: die Organisation lebender Systeme, ihre nähere Bestimmung und ein Modell. In: H. R. Maturana: Erkennen: Die Organisation und Verkörperung von Wirklichkeit. Braunschweig/Wiesbaden (Vieweg), S. 157-169.

McGowan, P. O., A. Sasaki, A. C. D'Alessio, S. Dymov, B. Labonté, M. Szyf, G. Turecki a. M. J. Meaney (2009): Epigenetic regulation of the glucocorticoid receptor in human brain associates with childhood abuse. *Nature Neuroscience* 12 (3): 342–348.

Mentzos, S. (2002): Psychoanalyse der Psychosen. *Psychotherapie im Dialog* 3: 223–229.

Miller, G. u. S. de Shazer (1999): Lösungsorientierte Therapie als Gerücht. *Familiendynamik* 24: 4–28.

Miller, W. R. u. S. Rollnick (2004): Motivierende Gesprächsführung. Freiburg (Lambertus), 3. Aufl. 2009.

Minuchin, S. (1977): Familie und Familientherapie. Theorie und Praxis struktureller Familientherapie. Freiburg (Lambertus).

Möller, H.-J., A. Schaub u. M. Riedel (2011): Schizophrene Psychosen. In: H.-J. Möller, G. Laux u. H. P. Kapfhammer (Hrsg.): Psychiatrie, Psychosomatik, Psychotherapie. Bd. 2: Spezielle Psychiatrie. Berlin/Heidelberg (Springer), 4. Aufl., S. 215–324.

Mora, G. (1990): Historische und theoretische Richtungen in der Psychiatrie. In: A. M. Freedman, H. I. Kaplan, B. J. Sadock u. U. H. Peters (Hrsg.): Psychiatrie in Praxis und Klinik. Bd. 5: Psychiatrische Probleme der Gegenwart. Stuttgart (Thieme), S. 1–98.

Mücke, K. (2008): Wer nicht handelt, wird be-handelt. Systemische Lehr- und Lerntexte zu psychiatrischen und psychosozialen Problemlösungen für Betroffene, Angehörige und Professionelle. Potsdam (Klaus Mücke Ökosysteme).

Niederhofer, H. (2001): Unterschiede in der Familienstruktur zwischen Familien mit schizophren-psychotischen Jugendlichen und gesunden Kontrollen. *Zeitschrift für systemische Therapie und Beratung* 19: 160–166.

Reiss, D. (1971): Varieties of consensual experience. I. A theory for relating family interaction to individual thinking. *Family Process* 10: 1–28.

Retzer, A. (1994): Familie und Psychose. Stuttgart/Jena/New York (G. Fischer).

Retzer, A. (2002): Passagen – Systemische Erkundungen. Stuttgart (Klett-Cotta).

Retzer, A. (2004): Systemische Familientherapie der Psychosen. Göttingen/Bern/Toronto/Seattle (Hogrefe).

Retzer, A. (2011): Systemische Psychotherapie – Theoretische Grundlagen und klinische Anwendungsprinzipien. In: H. J. Möller, G. Laux u. H.-P. Kapfhammer (Hrsg.): Psychiatrie und Psychotherapie. Bd. 1: Allgemeine Psychiatrie. Berlin/Heidelberg (Springer), 4. Aufl., S. 977–1003.

Richthofen, S. von, S. Tabrizian, H. J. Grabe u. B.-U. Meyer (2003): Der interhemispherielle Transfer und seine Relevanz in der Neurologie und Psychiatrie. *Fortschritte Neurologie Psychiatrie* 71: 449–457.

Rosburg, T., I. Kreitschmann-Andermahr u. H. Sauer (2004): Die Mismatch-Negativität (MMN) in der Schizophrenieforschung. Ein Indikator früher Störungen der akustischen Informationsverarbeitung. *Nervenarzt* 75: 633-641.

Ruf, G. (2000): Systemische Psychiatrie - ein Praxiskonzept. *Familiendynamik* 25: 532–550.

Ruf, G. D. (2005): Systemische Psychiatrie. Ein ressourcenorientiertes Lehrbuch. Stuttgart (Klett-Cotta).

Ruf, G. D. (2013): Einführung in die systemische Psychiatrie. Heidelberg (Carl-Auer).

Rund, B. R. (1986): Communication deviances in parents of schizophrenics. *Family Process* 25: 133–147.

Saß, H., H.-U. Wittchen u. M. Zaudig (1996): Diagnostisches und statistisches Manual psychischer Störungen DSM-IV. Deutsche Bearbeitung und Einleitung. Göttingen/Bern/Toronto/Seattle (Hogrefe).

Schleiffer, R. (2012): Das System der Abweichungen. Eine systemtheoretische Neubegründung der Psychopathologie. Heidelberg (Carl-Auer).

Schlippe, A. von u. J. Schweitzer (2012): Lehrbuch der systemischen Therapie und Beratung I. Das Grundlagenwissen. Göttingen (Vandenhoeck & Ruprecht).

Schmidt-Degenhard, M. u. H. Feldmann (2003): Hermeneutische Psychopathologie der Psychosen. Wissenschaftstheoretische Grundlegung - Konzepte - Klinische Aspekte. *Nervenarzt* 74: 16–22.

Schuld, A., D. Hinze-Selch u. T. Pollmächer (2004): Zytokinnetzwerke bei Patienten mit Schizophrenie und ihre Bedeutung für die Pathophysiologie der Erkrankung. *Nervenarzt* 75: 215–226.

Schwarz, F. (2012): Psychodynamik und Psychotherapie psychotischer Störungen. Psychotherapeut 57: 479–489.

Schweitzer, J. (1995): Kundenorientierung als systemische Dienstleistungsphilosophie. *Familiendynamik* 20: 292–313.

Schweitzer, J. u. B. Schumacher (1995): Die unendliche und die endliche Psychiatrie: Zur (De-)Konstruktion der Chronizität. Heidelberg (Carl-Auer).

Schweitzer, J. u. A. von Schlippe (2006): Lehrbuch der systemischen Therapie und Beratung II. Das störungsspezifische Wissen. Göttingen (Vandenhoeck & Ruprecht).

Schweitzer, J. u. E. Nicolai (2010): SYMPAthische Psychiatrie. Handbuch systemisch-familienorientierter Arbeit. Göttingen (Vandenhoeck & Ruprecht).

Schweitzer-Rothers, J. (1996): Wege aus psychiatrischen Chronifizierungsprozessen: Beratungstechniken für Prävention und Rehabilitation. In: Keller, T. u. N. Greve (Hrsg.): Systemische Praxis in der Psychiatrie. Bonn (Psychiatrie), S. 247–262.

Seikkula, J. u. M. E. Olson (2006): Der Ansatz des Offenen Dialogs bei akuter Psychose: Seine »Poetik« und »Mikropolitik«. *Zeitschrift für systemische Therapie und Beratung* 24: 183–197.

Selvini Palazzoli, M., L. Boscolo, G. Cecchin u. G. Prata (1975): Paradoxon und Gegenparadoxon. Stuttgart (Klett-Cotta).

Selvini Palazzoli, M., L. Boscolo, G. Cecchin u. G. Prata (1979): Gerade und ungerade Tage. Eine ritualisierte Verschreibung in der Familientherapie. *Familiendynamik* 4: 138–147.

Selvini Palazzoli, M., L. Boscolo, G. Cecchin u. G. Prata (1981): Hypothetisieren – Zirkularität – Neutralität: Drei Richtlinien für den Leiter der Sitzung. *Familiendynamik* 6: 123–139.

Selvini Palazzoli, M., S. Cirillo, M. Selvini u. A. M. Sorrentino (1992): Die psychotischen Spiele in der Familie. Stuttgart (Klett-Cotta).

Shazer, S. de (1988): Der Dreh. Überraschende Wendungen und Lösungen in der Kurzzeittherapie. Heidelberg (Carl-Auer), 12. Aufl. 2012.

Shazer, S. de (1991): Das Spiel mit Unterschieden. Wie therapeutische Lösungen lösen. Heidelberg (Carl-Auer), 6. Aufl. 2009.

Shorter, E. (1997): Geschichte der Psychiatrie. Berlin (Alexander Fest).

Simon, F. B. (1993): Unterschiede, die Unterschiede machen. Klinische Epistemologie: Grundlage einer systemischen Psychiatrie und Psychosomatik. Frankfurt a. M. (Suhrkamp).

Simon, F. B. (1995): Die andere Seite der Gesundheit. Heidelberg (Carl-Auer), 3. korr. und überarb. Aufl. 2012.

Simon, F. B. u. C. Rech-Simon (2004): Zirkuläres Fragen. Systemische Therapie in Fallbeispielen: Ein Lernbuch. Heidelberg (Carl-Auer), 6. Aufl.

Simon, F. B., U. Clement u. H. Stierlin (2004): Die Sprache der Familientherapie. Ein Vokabular. Kritischer Überblick und Integration systemtherapeutischer Begriffe, Konzepte und Methoden. Stuttgart (Klett-Cotta), 6. Aufl.

Simoneau, T. L., D. J. Miklowitz, M. J. Goldstein, K. H. Nuechterlein a. J. A. Richards (1996): Nonverbal interactional behavior in the families of persons with schizophrenic and bipolar disorders. *Family Process* 35: 83–102.

Spengler, C. (1995): Psychosen in Scheidungsfamilien. *Familiendynamik* 20: 68–96.

Stierlin, H. (1974): Eltern und Kinder. Das Drama von Trennung und Versöhnung im Jugendalter. Frankfurt a. M. (Suhrkamp).

Stierlin, H. (1981): Die »Beziehungsrealität« Schizophrener. Psyche 35: 49–65.

Stierlin, H. (2003): Die Demokratisierung der Psychotherapie. Anstöße und Herausforderungen. Stuttgart (Klett-Cotta).

Stierlin, H. u. H. Lang (1978): Überlegungen zur Entstehung schizophrener Störungen. *Nervenarzt* 49: 50–57.

Sydow, K. von, S. Beher, R. Retzlaff u. J. Schweitzer (2007): Die Wirksamkeit der Systemischen Therapie/Familientherapie. Göttingen/Bern/Wien/Toronto/Seattle/Oxford/Prag (Hogrefe).

Tienari, P., L. C. Wynne, A. Sorri, I. Lahti, K. Laksy, J. Moring, M. Naarala, P.

Nieminen a. K.-E. Wahlberg (2004): Genotype-environment interaction in schizophrenia-spectrum disorder. Long-term follow-up study of Finnish adoptees. *British Journal of Psychiatry* 184: 216–222.

Tomm, K. (1994): Die Fragen des Beobachters. Schritte zu einer Kybernetik zweiter Ordnung in der systemischen Therapie. Heidelberg (Carl-Auer), 5. Aufl. 2009.

Vaughn, C. a. J. Leff (1976): The Measurement of Expressed Emotion in the Families of Psychiatric Patients. *British Journal of Social and Clinical Psychology* 15: 157-165.

Virtanen, H. u. M. Keinäanen (1989): Observations about family interaction and the effect of therapy: interviews with families eight years after the onset of schizophrenia. *Family Process* 28: 373–385.

Watzlawick, P., J. H. Beavin u. D. D. Jackson (1967): Menschliche Kommunikation. Formen, Störungen, Paradoxien. Bern/Stuttgart/Toronto (Huber).

Watzlawick, P., J. H. Weakland u. R. Fisch (1974): Lösungen. Zur Theorie und Praxis menschlichen Wandels. Bern/Stuttgart/Wien (Huber).

Weisbrod, M. u. C. Mundt (2000): Schizophrenie. In: W. Senf u. M. Broda (Hrsg.): Praxis der Psychotherapie. Ein integratives Lehrbuch: Psychoanalyse, Verhaltenstherapie, Systemische Therapie. Stuttgart/New York (Thieme), S. 440–447.

White, M. u. D. Epston (1989): Die Zähmung der Monster. Literarische Mittel zu therapeutischen Zwecken. Heidelberg (Carl-Auer), 7. Aufl. 2013

Willi, J. (1990): Die Zweierbeziehung. Spannungsursachen, Störungsmuster, Klärungsprozesse, Lösungsmodelle. Reinbek bei Hamburg (Rowohlt).

Wirth, J. V. u. H. Kleve (Hrsg.) (2012): Lexikon des systemischen Arbeitens. Grundbegriffe der systemischen Praxis, Methodik und Theorie. Heidelberg (Carl-Auer), 7. Aufl. 2013.

Zobel, A. u. W. Maier (2004): Endophänotypen – ein neues Konzept zur biologischen Charakterisierung psychischer Störungen. *Nervenarzt* 75: 205–214.

Zubin, J. a. B. Spring (1977): Vulnerability – a new view of schizophrenia. *Journal of Abnormal Psychology* 86: 103–126.

Über den Autor

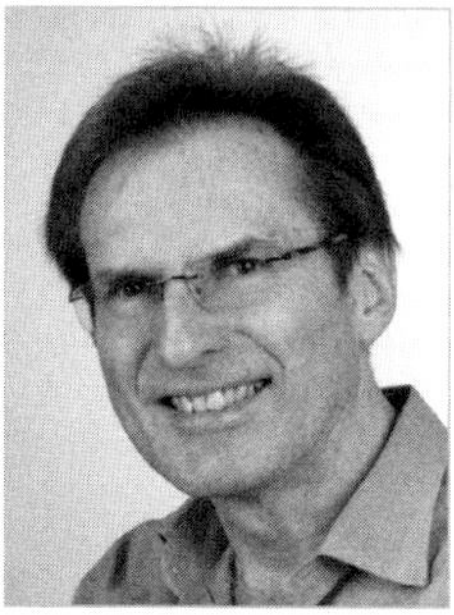

© Iris Bach

Gerhard Dieter Ruf, Dr. med., Studium der Medizin in Tübingen, Weiterbildung zum Facharzt für Neurologie und Psychiatrie, Psychotherapie in den Kliniken Ludwigsburg und Weinsberg, Oberarzttätigkeit in Weinsberg, Leitung einer Abteilung der Rhein-Haardt-Klinik Bad Dürkheim, Fachklinik für Suchterkrankungen. Seit 1991 eigene Praxis in Asperg. Systemischer Therapeut (IGST, SG, DGSF), Lehrender (DGSF) am Bodensee-Institut für Systemische Therapie und Beratung. Schwerpunkte: systemische Psychiatrie, systemische Therapie bei psychischen Störungen, Psychotherapie bei Psychosen. Veröffentlichung u. a.: *Einführung in die systemische Psychiatrie* (2013).

Kontakt: *www.psych-asperg.de*

Gerhard Dieter Ruf

Einführung in die systemische Psychiatrie

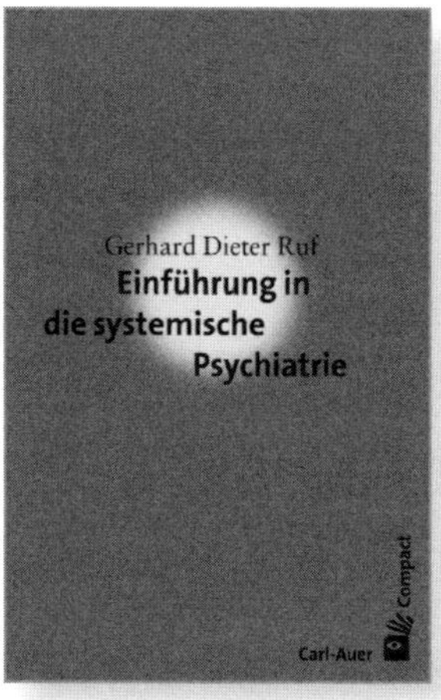

119 Seiten, Kt, 2013
ISBN 978-3-89670-852-6

Die systemische Psychiatrie sieht psychische Störungen nicht nur als Krankheit, sondern versteht sie vor dem Hintergrund des jeweiligen sozialen Kontextes auch als Lösungsversuch für problematische Lebenskonstellationen. Mit dieser ressourcenorientierten Sicht auf Sinn und Funktion von psychischen Krankheiten verlässt sie die Defizitorientierung der traditionellen Psychiatrie.

Gerhard Dieter Ruf stellt in dieser kompakten Einführung die Grundlagen und Prinzipien der systemischen Psychiatrie dar. Anhand der wichtigsten psychiatrischen Störungsbilder stellt er diagnosenspezifische psychosoziale Muster und entsprechende Interventionsmöglichkeiten vor und illustriert sie mit Fallbeispielen. Dabei wird deutlich, dass die systemische Psychiatrie auch bei Störungen, die sonst als chronische Erkrankung mit schlechter Prognose gelten, grundsätzlich zu einer Änderung der Symptomatik beitragen kann.

„Systemisches Denken erlaubt es, die Frage nach Ursachen und Hintergründen zu ergänzen um die Suche nach Bedeutung und Sinn. Auch wenn die ähnlich schwer und endgültig gar nicht zu beantworten ist, erlaubt diese Veränderung eine andere Blickrichtung und auch eine neue Orientierung – auf Genesung. In diesem Sinne kann ich die Einführung in die systemische Psychiatrie von Gerhard Dieter Ruf sehr empfehlen."

Prof. Dr. Thomas Bock, UKE Hamburg

Carl-Auer Verlag • www.carl-auer.de